TRAITEMENT COMPARÉ

DU

RHUMATISME

ARTICULAIRE AIGU

Paris. — Imprimerie de Simon Raçon et Cie, rue d'Erfurth, 1.

TRAITEMENT COMPARÉ

DU

RHUMATISME

ARTICULAIRE AIGU

INCERTITUDE ET DANGERS DES MÉDICATIONS OFFICIELLES

CERTITUDE ET SÉCURITÉ

DANS

LA MÉTHODE HOMOEOPATHIQUE

PAR

LE DOCTEUR ESCALLIER

Ancien interne et lauréat des hôpitaux,
lauréat de l'école pratique (1er prix),
ancien médecin du Bureau de bienfaisance et secrétaire de la Société médicale
du 7e arrondissement,
membre titulaire de la Société gallicane de médecine homœopathique

---

PARIS

CHEZ J.-B. BAILLIÈRE

LIBRAIRE DE L'ACADÉMIE DE MÉDECINE

19, RUE HAUTEFEUILLE, 19

A LONDRES, CHEZ H. BAILLIÈRE, 219, REGENT-STREET

A MADRID, CHEZ BAILLY-BAILLIÈRE, 11, CALLE DEL PRINCIPE

1855

« Lorsqu'il s'agit d'un art sauveur de la vie, négliger d'apprendre est un crime. » Cette belle parole est de notre maître, du grand Hahnemann. Nous n'avons pas besoin de dire qu'elle s'adresse aux médecins et à ceux qui étudient pour le devenir.

C'est pour ceux qui prennent cette maxime au sérieux que nous avons écrit ce travail.

Homœopathe, croyant posséder une vérité médicale positive, certain de sa nécessité pratique, et fort de notre conviction, nous avons voulu, à l'occasion d'une des maladies les plus douloureuses et les plus communes, comparer la thérapeutique ancienne et officielle avec la méthode nouvelle, montrer que la première manque de toute base scientifique, ne conduit à rien de certain dans la pratique et expose souvent le malade à des dangers réels ; tandis que la seconde, fondée sur un principe positif, nettement défini, dont la base est dans l'expérience et la racine dans la tradition médicale, conduit en pratique à des résultats prompts, sûrs, prévus d'avance, sans jamais entraîner pour le malade aucun effet fâcheux.

Nous ajouterons avec un fervent apôtre de la nouvelle doctrine, avec le savant confrère dont la robe doctorale est cachée sous la robe de bure :

« Le blâme que nous jetons sur les médications incendiaires, irrationnelles de l'allopathie ne retombe point sur les médecins qui les croient bonnes. La bonne foi les excuse... Nous reconnaissons hautement tout ce qu'il y a d'honnêteté, de dévouement chez les médecins en général...

« Ceux qui trouveraient encore de quoi s'offenser de notre zèle voudront bien considérer que nous devons placer le bien général avant le bien des particuliers, la conscience avant l'intérêt, l'humanité avant les médecins, la vraie science avant les lambeaux d'une thérapeutique sans principe. Qu'on ne vienne pas, après cela, nous accuser de descendre trop bas, quand nous nous abaissons quelquefois à relever des injures dirigées contre nous du sein des académies, ou quand nous stigmatisons une pratique contraire à la vraie médecine. Nous ne connaissons qu'une dignité, la dignité de la conscience. On ne descend jamais quand on s'abaisse pour élever à soi ; et, quant à la forme que l'on donne à la pensée, elle n'est jamais sans dignité quand elle est celle que demandent l'époque où l'on vit et la majorité des lecteurs auxquels on s'adresse (1). »

(1) *Les médecins de l'école officielle devant l'homœopathie*, p. 10, par le docteur Alexis Espanet, frère de la Trappe.

DU

RHUMATISME

ARTICULAIRE AIGU

I. INCERTITUDE DES MÉDICATIONS OFFICIELLES.

« Pauvre médecine officielle du dix-neuvième siècle! Elle aboutit à l'anarchie et au chaos; et à l'heure qu'il est, n'y est-elle pas? »(P. Debreyne, *Essai sur les éléments morbides*, p. 8.)

« Sachez-le bien : la maladie suit le plus souvent sa marche sans être influencée par la médication dirigée contre elle; et, si même je disais toute ma pensée, j'ajouterais que c'est dans les services d'hôpitaux, *où la médecine est la plus active*, que la mortalité est *la plus considérable*. » (Magendie, *Cours professé au collège de France*, 16 février 1846.)

« Je vous avoue franchement et avec peine que notre médecine actuelle, notre thérapeutique, n'offre rien de stable ni de certain. Depuis deux mille ans, elle n'a fait aucun pas; elle n'est pas même à l'état d'embryon, car elle ne contient aucun germe de vie; et, tant qu'une *nouvelle thérapeutique*, *basée sur d'autres fondements*, ne l'aura pas remplacée, elle restera enfouie dans ses langes. » (Leçon d'un professeur d'une école secondaire de médecine pour l'ouverture de ses cours, novembre 1851. V. Salevert de Fayolle, p. 75.)

Il n'est pas de maladie à laquelle puissent mieux s'adresser qu'au rhumatisme articulaire aigu ces foudroyantes accusations lancées par les médecins de bonne foi contre eux-mêmes ; les plus célèbres praticiens sont forcés d'en convenir, les écrivains l'attestent, l'élève en est effrayé lorsqu'il entreprend de suivre les enseignements cliniques. Rien n'est mieux fait pour le démontrer que la lecture des divers journaux de médecine pendant ces dernières années, que celle surtout de la discussion qui a occupé plusieurs séances de l'Académie de médecine en 1850.

Pour l'un, le rhumatisme est une maladie toujours grave, tant par elle-même que par ses conséquences possibles, et il réclame le traitement le plus énergique; pour l'autre, c'est une affection de nature bénigne et pour laquelle on doit se borner à l'expectation. Tel professeur célèbre le regarde comme une maladie inflammatoire et même comme le type de l'inflammation; en conséquence, il le combat par les antiphlogistiques les plus puissants; tel professeur non moins distingué déclare que l'inflammation n'est qu'un épiphénomène dans la maladie, que le rhumatisme est une affection *sui generis* pour laquelle les émissions sanguines répétées sont plus nuisibles qu'utiles; d'autres croient être dans le vrai en considérant le rhumatisme comme une affection mixte de sa nature, et qui réclame un traitement mixte. Ici l'on vante le sulfate de quinine comme doué d'une sorte de spécificité; là on ne lui reconnaît qu'une efficacité fort contestable; de plus, on l'accuse de causer de graves accidents ; tel vante le nitre à haute dose, tel autre l'opium, toujours à haute dose; celui-ci emploie le tartre stibié à dose dite contro-stimulante; celui-là la vératrine ; celle-ci, comme dernière venue, est en quelque sorte le médicament à la mode aujourd'hui.

Mais, pour l'édification de tous, nous croyons qu'il sera utile de donner ici, par quelques citations, un aperçu de la discussion académique de 1850. Où la médecine classique pourra-t-elle démontrer toute sa supériorité, briller de tout son éclat, si ce n'est à l'Académie?

Cette discussion, nous le rappelons, avait été soulevée à l'occasion d'un rapport fait par M. Martin-Solon, médecin de l'Hôtel-Dieu, sur une médication proposée par M. le docteur

Dechilly, médecin de l'hôpital de Vaucouleurs (Meuse) (1).

L'insuffisance que ce médecin reproche à la saignée et au nitrate de potasse, les dangers qu'il dit avoir trouvés dans l'emploi du sulfate de quinine, l'ont porté à rechercher quelque agent plus efficace : il a cru le trouver dans l'emploi du vésicatoire volant; j'ajouterai : *à haute dose* (comme toutes les médications proposées jusqu'ici dans le rhumatisme articulaire).

En effet, il s'agit, d'une part, de larges vésicatoires appliqués sur toute l'étendue des articulations malades pendant la période aiguë de l'arthritis; et, d'autre part, leur nombre peut être considérable : ce nombre, dans la sixième observation de l'auteur du Mémoire, a été de *treize*, en *six* applications successives. Or ce dernier malade guérit en dix-huit jours. « La maladie se termina bien plus tard encore chez d'autres malades, » ajoute M. Martin-Solon; ce qui n'empêche pas l'honorable rapporteur de déclarer « que ce traitement mérite d'être essayé comme pouvant offrir des avantages que l'on demanderait peut-être en vain aux méthodes curatives actuellement connues; par exemple, dans les cas d'affaiblissement constitutionnel ou morbide, ou lorsque les troubles digestifs ne permettent pas l'usage des contro-stimulants internes. » Si cette médication lui semble peu proposable, ajoute-t-il, c'est que peu de personnes en ville accepteraient et supporteraient facilement des vésicatoires si larges et si nombreux.

N'omettons pas de dire que « d'après M. Dechilly, la saignée combat seulement les symptômes fébriles du rhumatisme, mais n'en atteint pas l'agent morbifique. Selon lui, en effet, le rhumatisme n'est pas plus une inflammation des articulations que la variole et la rougeole ne sont des inflammations de la peau, que la fièvre typhoïde n'est une inflammation du tube digestif. Dans ces différents cas, la phlegmasie n'est que la manifestation symptomatique d'une cause morbifique qui existe dans l'économie; c'est cette cause que M. Dechilly se propose d'attaquer par l'emploi de vésicatoires. »

(1) Académie de médecine, séance du 30 avril.

Cette doctrine et ce rapport soulevèrent un orage.

Aussitôt après la lecture de M. Martin-Solon, l'honorable M. Rochoux ouvre le feu : « déclarer que le rhumatisme aigu n'est pas une phlegmasie, c'est, dit-il, une contre-vérité des plus palpables : c'est une phlegmasie *type* sur laquelle les vésicatoires employés à la période aiguë doivent avoir la plus fâcheuse action. » Et plus loin (1) : « Je suis par conséquent bien loin de regarder, à l'exemple de M. Martin-Solon, le sulfate de quinine, le nitrate de potasse, les fortes saignées, comme des traitements qui se valent les uns les autres. Appeler l'attention des hommes réfléchis sur une pareille assertion, c'est l'avoir suffisamment réfutée. Je me soucie en outre fort peu de voir invoquer la doctrine du contro-stimulus, conception physiologique *bonne à siffler comme tant d'autres qui ont eu, elles aussi, leur moment de vogue.* »

M. Bouillaud (2) déclare que le rhumatisme aigu est une des maladies les plus rebelles et les plus graves qu'il connaisse; malheur à quiconque en reste plus de quinze jours affecté; il n'y a que l'usage des saignées coup sur coup qui puisse guérir d'une manière sûre et radicale les cas les plus graves en moins d'un septenaire. « Et ceci s'explique, dit-il plus loin, en ce que le rhumatisme aigu est à mes yeux le type de l'inflammation : il n'y a pas plus de vice spécial dans le rhumatisme que dans la pleurésie et la pneumonie. » — Quant au sulfate de quinine et au nitrate de potasse, il les proscrit à cause de leur inefficacité.

M. Martin-Solon répond à M. Bouillaud qu'il ne voit dans la saignée qu'un moyen accessoire; que comme remèdes principaux il emploie quelquefois le sulfate de quinine et plus souvent le nitrate de potasse; qu'il enlève avec le nitrate de potasse les rhumatismes les plus aigus et les plus intenses en moins de cinq, huit ou dix jours, le plus souvent entre le cinquième et le sixième jour. On est en droit de s'étonner, en présence de pareils résultats, des éloges donnés par M. Martin-Solon à la médication par les vésicatoires coup sur coup.

(1) Séance du 14 mai.
(2) Séance du 14 mai.

M. Grisolle (1) prend le contre-pied de tout ce qu'a dit M. Bouillaud; pour lui, l'inflammation n'est pas même un élément du rhumatisme : ce n'en est qu'une complication, quelque chose de surajouté. Aussi se déclare-t-il complétement opposé à l'emploi des émissions sanguines répétées; il cite Stoll et Sydenham; il cite M. Monneret, M. Legroux, qui, après avoir usé des saignées coup sur coup dans le rhumatisme, les ont abandonnées, parce que, en outre des dangers résultant de leur emploi (que je signalerai plus loin), la durée du mal n'en était pas abrégée.

Rappelons à cette occasion le fait suivant rapporté par la *Lancette française* du 1er octobre 1835 : « Chez une malade à qui l'on tira *douze livres de sang*, dans le service de M. Chomel, la maladie sembla se terminer le vingt-cinquième jour; mais elle revint au bout de quelques jours et se prolongea pendant une quinzaine. »

Ajoutons que, tandis que M. Bouillaud donne un *septenaire* comme la durée moyenne du rhumatisme aigu traité par sa formule des saignées coup sur coup, M. Roche, qui n'emploie également que la saignée, et à très-haute dose (jusqu'à cinq de suite en mettant vingt-quatre ou quarante-huit heures d'intervalle), affirme que *quarante jours* constituent la moyenne de la durée du rhumatisme articulaire aigu (2). M. Bouillaud répond, il est vrai, qu'il n'y a pas de comparaison à établir entre les effets produits par la soustraction de quatre à cinq livres de sang dans l'espace de trois ou quatre jours et ceux qui sont produits par la soustraction de la même quantité dans l'espace de huit à dix (3). — Que chacun apprécie!

Mais si nous retournons à l'Académie (4), nous voyons M. Grisolle, prenant à partie son collègue de la Faculté, lui déclarer nettement qu'il se fait illusion sur ses résultats; qu'après un examen impartial des observations qu'il a publiées on trouve, en comptant bien, non pas *un septénaire, mais*

(1) Séance du 21 mai.

(2) *Dictionnaire de médecine* en 15 vol., art. *Rhumatisme.*

(3) *Recherches cliniques sur le rhumatisme articulaire aigu*, 1836.

(4) Séance du 8 juin.

trois, comme la durée moyenne du rhumatisme traité par sa méthode. Or, ajoute impitoyablement M. Grisolle, M. Chomel a reconnu que *trois septénaires* représentent *la moyenne* de la durée des rhumatismes *abandonnés à eux-mêmes.*

M. le professeur Piorry (1) affirme qu'il n'a obtenu aucune espèce de modification favorable du rhumatisme aigu par l'emploi des divers médicaments qui ont été préconisés; aussi les rejette-t-il tous; par contre, il vante l'efficacité des émissions sanguines répétées, il revendique même la priorité de leur emploi contre son collègue de la Charité, et il déclare que, plus heureux que lui, il lui suffit de *trois jours et demi* en moyenne pour guérir ses rhumatisants. L'Académie n'a pas paru convaincue : beaucoup de nos confrères penseront sans doute comme l'Académie, surtout quand ils se souviendront des résultats de M. le docteur Roche.

A propos de M. Piorry, je ne puis m'empêcher de citer quelques lignes extraites d'un article de journal, qui résume et complète ses vues sur la nature et le traitement du rhumatisme articulaire aigu (2) :

« Il y a, avons-nous dit, dans le rhumatisme aigu, *hémite* (inflammation du sang) et *arthrite*, — d'où le nom d'*hémiarthrite* donné à cette maladie par l'honorable professeur ; — l'excès de fibrine, — qui caractérise l'hémite, — se trouve en suspension dans le sérum. Il ordonne donc à ses malades une demi-verrée de tisane quelconque toutes les demi-heures, et même plus souvent, et arrive ainsi à leur faire prendre jusqu'à *sept et huit litres* de boisson par jour. Malheureusement il est beaucoup de malades qu'on ne peut jamais décider à boire si abondamment. » — Je le crois bien, les malheureux, qui, pour la plupart, sont en proie déjà à une abondante transpiration! — « Espérons que l'art découvrira un jour quelque agent non délétère capable d'agir sur l'*hydroplastémie* dans le même sens que l'eau, mais à dose bien moindre. » — Le nitrate de potasse ! vous l'oubliez, ingrat, répondra à M. Piorry l'honorable M. Martin-Solon.

(1) Séances des 21 et 28 mai.

(2) *Moniteur des Hôpitaux*, 1853, p. 643.

« En second lieu, M. Piorry trouvait dans le rhumatisme articulaire aigu des phénomènes inflammatoires ; il avait par devers lui l'exemple de nombreux praticiens qui s'étaient loués des saignées répétées. » — Il oublie ceux qui, loin de s'en louer, les ont abandonnées.—« Il savait par son Mémoire, alors récent, sur les pertes de sang, qu'on pouvait tirer trois quatre livres de sang en quelques jours sans aucun inconvénient ; il saigna donc, et même il saigna beaucoup plus que ant d'autres n'osaient le faire, cela à une époque antérieure de six mois à ce qu'a fait M. Bouillaud...» Voilà ce que M. Piorry décore du nom de thérapeutique raisonnée, logique, *rationnelle*.

Et plus loin : « Voilà trente ans que M. Piorry emploie ce traitement avec le plus remarquable succès, car la guérison s'obtient en moyenne au bout de quatre à cinq jours. Voilà pourquoi M. Piorry ne s'est pas empressé d'adopter un seul médicament employé par d'autres à côté de lui, mais qui ne guérissaient qu'en dix ou douze jours, c'est-à-dire qui ne guérissaient peut-être pas du tout ; car supposez une huitaine de ours de maladie avant le traitement, et vous avez un total de près de trois semaines, c'est-à-dire autant qu'il en faut, comme dit M. Chomel, pour que le rhumatisme articulaire guérisse de lui-même. »

Je reviens à l'Académie, où M. le professeur Malgaigne a succédé à M. Piorry. L'honorable professeur de médecine opératoire adresse aux médecins deux reproches : de n'avoir pas tenu compte de la marche naturelle de la maladie abandonnée à elle-même ; et, d'autre part, de s'être occupé surtout de l'état général du malade en négligeant trop les affections locales : « C'est ce qui explique, dit-il, les prétendus succès attribués alternativement à toutes les méthodes. Mais la preuve que ces malades ne sont pas guéris, c'est qu'ils viennent ensuite dans les salles de chirurgie nous demander la guérison de leur maladie. »

Dans la séance suivante, M. Parchappe (1), après avoir discuté les différentes hypothèses émises sur la nature du

(1) Séance du 4 juin.

rhumatisme aigu, déclare que c'est une maladie générale, une pyrexie, et qu'en conséquence il *n'est pas de traitement actif qui puisse l'empêcher de suivre son cours;* qu'il faut se borner à l'emploi de la méthode *expectante.*—Or, si l'on veut examiner les moyens de cette méthode au point de vue de leur valeur thérapeutique, il est facile de voir qu'elle est absolument nulle, et que la maladie se trouve complétement abandonnée à elle-même ; le médecin attend et observe. On voit que c'est un rôle facile. —Avant M. Parchappe, M. Chomel avait dit, par l'organe du professeur Requin : « Avouons-le avec douleur, l'art n'a pas le pouvoir certain d'arrêter ni même d'abréger la durée du rhumatisme (1). »

M. le professeur Bouchardat, prenant la parole à la fin de la discussion (2), passe en revue les diverses méthodes de traitement, et il en fait la singulière appréciation que voici ; elle nous paraît donner à la fois tort et raison à tous :

« Les larges saignées répétées à de courts intervalles devront être beaucoup plus efficaces que de faibles émissions sanguines ; mais, ce qui me paraît moins solidement établi, c'est : 1° la parfaite innocuité pour l'avenir des malades de ces larges saignées ; 2° leur utilité pour s'opposer aux graves complications qui menacent un malade atteint de rhumatisme articulaire aigu.

« Le *sulfate de quinine*, bien manié, est peut-être aussi efficace qu'aucune autre méthode thérapeutique ; mais son administration n'est pas aussi facile qu'on serait tenté de le croire. A doses altérantes, son utilité n'a jamais paru évidente; à doses élevées, l'influence *toxique du sulfate de quinine ne saurait aujourd'hui être mise en doute.* — La dose doit être assez élevée pour produire un trouble passager dans l'économie vivante, et ne pas atteindre les limites où il y a un danger réel à courir. De un à deux grammes par jour, voilà la quantité qui convient le plus généralement à un homme adulte; il faut fractionner avec soin les doses et surveiller attentive-

(1) *Clinique* de M. Chomel, tom. II, p 274.
(2) Séance du 8 juin.

ment, à l'aide du réactif des alcalis végétaux, si le quinine est régulièrement éliminé par l'appareil urinaire.

« La *digitale*, la *scille*, le *colchique*, modifient la marche du rhumatisme en causant une vive perturbation dans l'économie ; mais comme leur supériorité n'est nullement démontrée, et que leur administration est beaucoup plus difficile à régler que celle du sulfate de quinine, nous n'en dirons pas davantage.

« Le *nitrate de potasse* est d'une incontestable utilité. Dans quelles conditions et à quelle dose ? Il résulte des expériences de M. Orfila et des miennes que la présence dans le sang d'un homme de nitrate de potasse en quantité suffisante (vingt ou trente grammes) peut déterminer la mort. Cependant l'expérience démontre qu'on a pu utilement, et sans aucun danger, administrer quarante et même soixante grammes et plus de nitrate de potasse à un rhumatisant dans les vingt-quatre heures ; mais trois conditions sont nécessaires pour que la sécurité soit complète : la première, que le sel soit dissous dans une grande quantité d'eau (deux ou trois litres); la seconde, que les doses soient également réparties dans les vingt-quatre heures ; la troisième, que l'appareil sécréteur de l'urine fonctionne bien ; ce qui revient à dire qu'il n'en faut pas plus de vingt grammes à la fois dans l'économie.

« Pour certains sujets, les opiacés constituent un ordre de moyens très-utiles pour combattre la douleur, et ils peuvent avoir une influence heureuse sur la marche de la maladie ; on peut même arriver assez vite à en faire supporter des doses assez élevées. Cependant il ne faut pas insister trop longtemps sur leur usage pour ne déterminer aucun dérangement durable du côté de l'appareil de la nutrition. »

Nous avons transcrit tout au long ce tableau tracé par M. Bouchardat, parce qu'il m'a paru présenter d'une manière saisissante l'incertitude qui règne dans le choix des divers moyens préconisés contre le rhumatisme, et faire pressentir en même temps les dangers qui peuvent résulter de l'usage de toutes ces médications. On voit, en effet, qu'il n'en est pas une pour uelle on ne reconnaisse, outre l'incertitude des résultats thérapeutiques, beaucoup d'inconvénients et peu d'avantages dans son emploi.

Pendant le cours de cette discussion à l'Académie, nous lui voyons arriver du dehors des propositions de traitements nouveaux, qui ont la prétention de détrôner des médications aussi bien fondées que celles que nous venons de passer en revue ; aussi ne leur a-t-on pas même accordé l'honneur de la discussion.

Par exemple, M. Tanchou annonce que l'eau froide lui a donné, dans sa pratique, les succès les plus nombreux, les plus durables et les plus complets.

M. Levrat (de Lyon) a employé alternativement les saignées coup sur coup, les purgatifs, le nitrate de potasse et le sulfate de quinine. Ces moyens lui réussissaient quelquefois, mais ils échouaient le plus souvent.—(Le malheureux, oser lancer une pareille accusation à la tête de professeurs qui viennent de proclamer leurs brillants succès !) — Depuis une dizaine d'années, il traite le rhumatisme aigu par les purgatifs et principalement par les préparations de colchique associées au sulfate de quinine et à l'extrait d'opium ; ses succès sont tels, qu'il n'hésite pas à attribuer à ce traitement une véritable spécificité.

Tel est le tableau fidèle, aussi fidèle que peut le présenter une analyse aidée des citations les plus caractéristiques prises dans les discours des orateurs ; tel est, dis-je, le tableau qu'a présenté la discussion du traitement du rhumatisme aigu à l'Académie nationale de médecine, en 1850. — Après l'avoir lu, personne ne m'accusera, je pense, d'avoir donné sur ce traitement mon appréciation telle qu'on la trouve au commencement de ce travail.

Mais ce qui paraîtra le plus difficile à croire, c'est que le rapporteur, M. Martin-Solon, ait osé clore la discussion par un petit discours que termine la phrase suivante :

« Je crois, en définitive, que le traitement du rhumatisme est en progrès, et qu'en poursuivant dans la voie où l'on est, on fera mieux encore. Ce qu'il importerait le plus actuellement, ce serait de comparer les diverses méthodes de traitement préconisées. Il serait vivement à désirer que des médecins d'un esprit indépendant entreprissent un pareil travail. »

Ne pourrait-on pas se demander avec quelque raison : « Mais de qui se moque-t-on ici ? » Si ce n'est pas de l'ironie, que penser d'une pareille hardiesse ?

Quoi ! le traitement du rhumatisme est en progrès ! et voilà six séances absorbées par une discussion où a régné le désaccord le plus complet, où se sont manifestées les opinions les plus contradictoires, où ce que l'on trouve de plus clair, c'est que tel praticien éminent dit oui là où tel autre, également illustre, dit non ; où l'on a entendu un honorable professeur affirmer que huit jours lui suffisent pour juguler la maladie ; tandis qu'un autre professeur, d'une honorabilité non moins reconnue, vient lui démontrer qu'une pure illusion lui a fait voir un septénaire quand il y en a trois ; où... Mais je ne m'arrêterais pas, il faudrait tout citer. Si tel est le progrès en médecine, il ne faut pas s'étonner que tant de gens, de médecins surtout, le nient avec une triste assurance. Il paraît que l'Académie possède une manière toute particulière de l'apprécier ; mais, aux yeux des hommes sérieux, n'est-ce pas une dérision ?

Puisque le traitement du rhumatisme est en progrès, selon M. Martin-Solon, il est naturel que cet honorable académicien ajoute « qu'en poursuivant dans la voie où l'on est, on fera mieux encore. » Mais nous, qui nous faisons du progrès en médecine une tout autre idée, il nous paraît difficile qu'en suivant une voie qui n'a conduit qu'aux divergences les plus manifestes, on arrive à autre chose qu'à des divergences plus absolues encore ; et quand elles seront telles qu'il y aura dans cette question autant d'avis que de praticiens, croyez-vous alors que votre but aura été atteint ? N'est-ce pas là pourtant que vous arrivez dans la voie de progrès où vous êtes engagé ?

« Ce qu'il importe le plus, dites-vous ensuite, ce serait de comparer les diverses méthodes de traitement préconisées ; il serait vraiment à désirer que des médecins d'un esprit indépendant entreprissent un pareil travail. » Mais comment comparer des méthodes qui s'excluent réciproquement? Le seul moyen de sauver ces méthodes, ce serait qu'un esprit vraiment *indépendant*, non à votre manière, c'est-à-dire enchaîné à vos funestes méthodes d'observation, mais bien décidé, au contraire, à quitter la fausse voie dans laquelle vous êtes engagés, pût vous faire pénétrer à sa suite dans la route qui conduit aux véritables indications thérapeutiques, et, partant de là, faire à chaque médication sa part, et préciser la valeur qui lui appartient réellement dans le traitement du rhumatisme.

Au lieu de cela, qu'est-il arrivé, en persistant, comme on l'a fait, dans cette voie des errements qui a conduit à la belle discussion que nous avons parcourue? Quatre ans se sont écoulés depuis : en quoi la thérapeutique du rhumatisme est-elle plus avancée? a-t-on fini par s'entendre et par établir un traitement reconnu préférable par tous? Nullement ; l'état de la question est le même : chacun a gardé ses prédilections et ses rancunes; je me trompe : un nouveau venu, un médicament presque inconnu jusqu'ici, s'est chargé d'augmenter la confusion : la *vératrine* a paru, et elle s'est posée du premier coup en rivale de toutes les méthodes précédentes. D'après quelques succès obtenus par son emploi dans un service des hôpitaux de Paris, on a cru un moment avoir trouvé le spécifique du rhumatisme ; mais la désillusion n'a pas tardé à venir quand les *essais* se sont multipliés dans les mains d'autres praticiens.

La *Revue médico-chirurgicale*, du mois de juillet 1853, donne, avec très-peu de détails, cinq observations de guérisons rapides obtenues par la vératrine, dans les salles de M. le professeur Trousseau, du 15 au 31 mai. Rappelant ces faits à la clinique de l'Hôtel-Dieu, le docteur Bouchut (1) déclare que la vératrine « a gagné son premier procès devant les élèves de la clinique de M. Trousseau ; » puis, arrivant à ses propres résultats, il rappelle que, par le nitrate de potasse, « il n'a jamais pu arrêter la phlegmasie rhumatismale. » — (A

(1) *Gazette des Hôpitaux*, 1853, p. 299.

vous, M. Martin Solon !) — Que le sulfate de quinine, « par les beaux résultats duquel il a été séduit — (que direz-vous de cela, M. le professeur Piorry, M. le professeur Bouillaud, qui ne lui avez reconnu aucune efficacité ?), — offre l'inconvénient de se vendre à un prix très-élevé, et d'être quelquefois très-dangereux, s'il n'est manié avec la plus grande circonspection. » Il ajoute : « Voilà, depuis un mois, six cas de rhumatisme articulaire aigu que nous traitons avec la vératrine ; et, sauf une première malade, qui n'a pu supporter ce médicament, tous les autres ont été rapidement guéris ; dès le second jour, le pouls était tombé de cent vingt à cent, quatre-vingt, soixante-douze et soixante-quatre pulsations ; peu après, les douleurs articulaires diminuaient et disparaissaient pour ne plus revenir. »

« Malheureusement, dit M. Bouchut, la vératrine n'est pas bien supportée par tous les malades ; il en est qui ne la supportent pas du tout... Toutefois, aux doses indiquées (cinq à vingt-cinq milligrammes par jour), elle ne saurait faire périr un malade ; nouvel avantage si on la compare à l'action toxique du sulfate de quinine. »

Ainsi, pour M. Bouchut, la vératrine occupe le premier rang parmi les médications à opposer au rhumatisme articulaire aigu. Tel n'est pas l'avis de M. le docteur Aran, comme lui, jeune médecin des hôpitaux.

« Entraînés par la contagion de l'exemple, dit M. Aran (1), un grand nombre de médecins ont déjà déserté — (quelle foi dans leurs moyens de traitement !) — des méthodes thérapeutiques d'une efficacité éprouvée, pour adopter ce nouveau traitement, et, *si j'en crois les confidences que j'ai reçues de plusieurs côtés, le succès n'aurait pas toujours couronné ces tentatives.* » L'aveu est joli ! On a fait des tentatives, et l'on n'ose pas déclarer hautement ses insuccès ; on se contente de faire des confidences ! Quel respect pour la médecine qu'on expose à un blâme public, pour les médecins qu'on entraîne dans une fausse voie, et surtout quelle générosité pour les pauvres

(1) *Bulletin de Thérapeutique*, 15 nov. 1853.

malades qu'on laisse soumis à une expérimentation inutile et qui n'est pas sans dangers ! M. Aran ajoute que, dans tout ce qui a été publié jusqu'ici, les auteurs sont muets sur les indications précises de ce médicament, sur la constance ou l'incertitude de son efficacité, sur bien d'autres points encore ; de sorte qu'on serait tenté de croire que ce traitement convient et réussit également bien dans tous les cas, ce qui est loin d'être exact.

M. Aran a établi les conclusions de son Mémoire sur neuf observations : un grand nombre d'autres qu'il a recueillies plus tard n'ont infirmé en rien les résultats des premières. Or ces résultats sont que, sur neuf cas, la vératrine a paru en guérir rapidement quatre, mais ils étaient d'une médiocre intensité, puisque le pouls ne dépassait pas quatre-vingts ou quatre-vingt-quatre pulsations ; quant aux cinq autres, il en est un de forme goutteuse dans lequel l'insuccès a été complet ; dans deux autres très-aigus, la vératrine a été continuée treize et seize jours de suite sans entraver en rien la marche croissante de la maladie, on a même vu naître et se développer tous les signes de l'endocardite ; il en est enfin deux autres dans lesquels il a été impossible de continuer la vératrine, à cause de l'intolérance absolue.

M. Aran déclare, d'après ces résultats, que la vératrine doit être reléguée sur le second rang dans le traitement du rhumatisme articulaire avec le colchique, le nitre, l'aconit, le mercure, etc. — C'est dire qu'elle doit venir accroître la confusion en augmentant le nombre des moyens sur lesquels on ne peut pas compter.

Après avoir assisté à des discussions si animées, si nombreuses et si vives sur la prééminence de telle ou telle médication dans le rhumatisme articulaire aigu, il est consolant et triste à la fois, et dans tous les cas il est curieux de voir un praticien belge distingué, le docteur Gouzée, médecin principal à l'hôpital d'Anvers, faire la déclaration suivante (1) :

« On a vanté dans ces derniers temps les traitements les

(1) *Archives de la médecine belge*, janvier 1844, p. 7.

plus violents et les plus disparates contre le rhumatisme articulaire aigu. L'émétique, le nitre, les saignées, l'opium, l'iodure de potassium, le sulfate de quinine, ont été employés à des doses d'une énormité effrayante; et certes, maints patients exposés à ces diverses médications n'ont pas guéri *citò, tutò et jucundè*. On dit même que le sulfate de quinine, à doses rasoriennes, a frappé quelquefois *à côté du but*, c'est-à-dire *le malade*.

« J'emploie depuis longtemps une simple médecine expectante contre cette maladie, et il ne se passe pas d'années que je n'aie lieu de m'étonner de la facilité et de la promptitude des guérisons, en songeant aux peines que d'autres se donnent pour arriver au même but, si toutefois ils y arrivent. »

Depuis 1845, la pratique de M. Gouzée n'a fait que confirmer les assertions qui précèdent, et M. le docteur Dewalsche (1), en présence des opinions divergentes des médecins, a cru devoir recueillir et publier plusieurs faits de rhumatismes aigus traités à la clinique du professeur Gouzée par les moyens purement hygiéniques et diététiques, lesquels constituent la méthode expectante. Après avoir rapporté six observations en détail, prises au hasard sur un plus grand nombre, il croit pouvoir en tirer les conclusions suivantes :

« 1° Le rhumatisme articulaire aigu a une tendance naturelle à se terminer dans le cours du premier ou du second septénaire;

« 2° Traité par l'expectation, aidé de quelques moyens simples, hygiéniques, diététiques, il poursuit sa marche sans accidents, sans dangers, et s'arrête aussitôt, sinon plus tôt, que lorsqu'il est traité par des médications actives;

« 3° Il n'est nullement prouvé que les traitements actifs préconisés contre cette maladie soient utiles et même toujours innocents. »

Pourrions-nous critiquer plus amèrement la méthode ou plutôt le défaut de méthode de nos adversaires? Avons-nous assez montré la thérapeutique allopathique jugée, condam-

(1) *Gazette des Hôpitaux*, 30 juillet 1853, p. 364.

née, flagellée par elle-même? Il ne nous reste plus qu'à transcrire la note suivante de M. le professeur Malgaigne placée au bas de la page de son journal où il insère le Mémoire de M. Dewalsche (1) :

« Dans la discussion qui a eu lieu en 1850 à l'Académie de médecine, sur le traitement du rhumatisme articulaire, je m'étais étonné que les médecins essayassent d'apprécier la valeur des diverses médications préconisées, sans s'être assurés de la marche naturelle de la maladie. Le Mémoire de M. Dewalsche vient de remplir au moins en partie cette lacune, et apporte sur cette question capitale un enseignement qui ne devra pas être oublié. »

C'est un académicien qui donne ici à l'Académie une leçon bien méritée : nous n'avons rien à y ajouter.

Maintenant nous sera-t-il permis de nous recueillir un instant, après cette exposition, trop longue peut-être, des divisions déplorables qui règnent dans le camp allopathique au sujet du traitement d'une des maladies les plus communes et les plus douloureuses? On ne peut se défendre d'un sentiment profondément pénible quand on voit des opinions aussi opposées diviser les praticiens les plus distingués, des hommes auxquels on ne peut refuser la plus haute valeur scientifique, les connaissances les plus étendues, l'esprit le plus élevé; quand on reconnaît ce complet désaccord de vues et de préceptes, ces attaques acharnées, ces accusations souvent impitoyables au sein de l'Académie de médecine, de la Faculté même, c'est-à-dire à la source régulatrice, officielle, à laquelle l'élève et le praticien embarrassés viennent demander les vérités médicales.

Que voulez-vous que pense, que voulez-vous que fasse cet élève qui a tout à apprendre et qui a le droit de croire qu'il vient puiser dans votre sein ce que j'oserai appeler le lait d'une instruction véritablement scientifique, devant le nourrir de connaissances positives? Et ce jeune praticien, lancé tout d'un coup en face de malades qui souffrent, qui atten-

(1) *Revue médico-chirurgicale*, juillet 1853.

dent et le supplient de soulager leurs souffrances, à qui demandera-t-il conseil, si ce n'est à vous? et si vous lui répondez, combien ne redoublera pas son embarras? Rien n'est plus capable de les faire l'un et l'autre reculer jusqu'au doute, jusqu'au découragement. Et faut-il s'étonner alors si les élèves négligent tellement l'étude d'une thérapeutique sans principes et d'une matière médicale enveloppée d'incertitude et d'obscurité, pour s'occuper presque uniquement d'anatomie pathologique et de diagnostic; si le praticien, ramené forcément, au contraire, par la nécessité de sa position, à l'emploi de cette thérapeutique qu'il a négligée, ne s'en sert alors qu'avec la défiance la plus absolue, et exerce son art non pas avec plaisir et ardeur comme un artiste fier de l'arme qu'il manie et du noble but qu'il poursuit, mais avec l'indifférence d'un homme que ses besoins condamnent à un véritable métier?

Et je défie que l'on vienne ici m'accuser d'outre-passer les bornes de la vérité; je ne fais que dire tout haut ce que chacun de nous, ce que nos adversaires eux-mêmes pensent et se disent tout bas à l'oreille. Qu'ils se rappellent les paroles de l'Hippocrate anglais : *Quæ medica appellantur, reverà confabulandi garriendique potiùs est ars quàm medendi.* (Sydenham.)

II. DANGERS DES MÉDICATIONS OFFICIELLES.

Confusion, doute, incertitude, voilà ce que nous a offert le tableau des médications officielles considérées dans leur influence sur la marche et la guérison du rhumatisme articulaire aigu. Jusqu'ici c'est la science, l'art, la dignité du médecin qui ont été en jeu et qui ont subi une atteinte grave. Mais si nous examinons la question sous une autre face, nous aurons à faire à ces divers modes de traitement un reproche infiniment plus sérieux : ce n'est pas seulement au corps médical, c'est à l'humanité même qu'ils causent le plus grand préjudice; car nous pouvons avancer en toute assurance qu'ils ont mis, qu'ils mettent souvent en danger la vie des malades, et qu'enfin ils ont quelquefois déterminé la mort.

Avant d'entrer dans les détails que nécessite la démonstration de cette proposition, nous dirons d'abord qu'il n'est personne qui n'ait remarqué avec un étonnement mêlé de tristesse combien la gravité du rhumatisme articulaire aigu paraît avoir augmenté depuis quelques années. C'est à peine si la lecture des anciens auteurs, des communications académiques et des journaux d'autrefois nous fournit quelques rares exemples de rhumatismes aigus terminés par la mort; aussi tous les écrivains et tous les cliniciens, jusqu'à ces derniers temps, se sont-ils accordés à reconnaître que le rhumatisme aigu ne met pas en danger au moins immédiatement la vie du malade : c'est l'avis de Cullen, de Sydenham, de Stoll et de tous les anciens; d'autre part, nous lisons dans le *Compendium* de médecine par MM. Monneret et Fleury que « le rhumatisme est une maladie peu dangereuse dont on doit annoncer la guérison plus ou moins prochaine (1). »

« Qu'on interroge, dit M. Requin, les praticiens vieillis dans un long exercice de l'art; peu répondront avoir vu la fièvre rhumatismale devenir mortelle, même avec la complication de péricardite (2). »

Nous avons cité les conclusions suivantes, les deux premières de celles qui terminent l'article de M. Dewalsche (clinique du professeur Gouzée) : 1° Le rhumatisme articulaire aigu a une tendance naturelle à se terminer dans le cours du premier ou du deuxième septénaire; 2° traité par l'expectation, aidé de quelques moyens simples, hygiéniques, diététiques, il poursuit sa marche *sans dangers et sans accidents* et s'arrête aussitôt, sinon plus tôt que lorsqu'il est traité par des médications actives. »

Si, d'un autre côté, nous faisons appel à nos maîtres, aux confrères déjà âgés qui ont étudié dans les hôpitaux à une époque où la nouveauté des recherches d'anatomie pathologique précipitait en quelque sorte maîtres et élèves aux autopsies avec un zèle qui s'est un peu refroidi, ils affirment

(1) *Compendium de médecine*, tom. VII.

(2) *Clinique* Chomel, tom. II, p. 292.

que les nécropsies de rhumatisants étaient excessivement rares, pour ne pas dire inconnues : j'ai entendu M. le docteur Tessier dire que la première autopsie de rhumatisme dont il avait été témoin à l'Hôtel-Dieu avait été pour cet hôpital un véritable événement ; aucun des élèves n'eut garde de manquer d'y assister. Il est vrai que jusque-là le rhumatisme avait été généralement traité soit par la méthode expectante, soit par des moyens peu actifs et d'une action purement palliative : la seule médication dont quelques médecins avaient abusé, c'était, nous l'avons vu plus haut, la saignée.

Les choses ont bien changé depuis cette époque ; le pronostic du rhumatisme aigu s'est singulièrement aggravé ; cette maladie est devenue beaucoup plus dangereuse ; en effet, les autopsies de rhumatisants se sont répétées, on pourrait même dire qu'elles ont été communes, car on ne les compte plus. Nous verrons plus loin que M. le docteur Vigla, médecin de la maison municipale de santé, aurait pu en faire trois l'année dernière dans l'espace de trois mois. Mais aussi il faut reconnaître que depuis vingt ans le traitement du rhumatisme a été en progrès (c'est l'avis de M. Martin-Solon) ; on a découvert selon les uns, perfectionné selon les autres la méthode des saignées coup sur coup ; on a reconnu les merveilleuses propriétés du nitre, de l'opium, du sulfate de quinine, de la vératrine, etc.

Eh bien ! nous le demandons : en rapprochant ces deux faits qui sont l'expression de vérités historiques : autrefois la mort était une terminaison à peu près inconnue dans le rhumatisme articulaire aigu, alors le traitement était à peu près nul ; et, d'autre part : la mort est devenue depuis quelques années une terminaison assez commune dans le rhumatisme articulaire aigu, et l'on combat cette maladie par des médications actives ; en présence, dis-je, de ces deux faits : *absence de traitement, pas de mort ; traitement actif, mort*, n'est-on pas naturellement porté à conclure qu'il n'y a pas ici une simple coïncidence ; que mort et traitement actif vont ensemble ; que l'un enfin est la cause, l'autre l'effet ?

On nous reprochera peut-être d'user ici d'un argument

qui depuis longtemps a été réfuté avec juste raison : *Post hoc, ergo propter hoc.* Nous répondrons en entrant dans l'examen des faits et nous espérons que jamais démonstration n'aura été plus éclatante, car nous n'avons que l'embarras du choix parmi les observations trop nombreuses qu'il nous a été facile de recueillir.

Avant d'aborder chaque médication active en particulier, nous rappellerons cette phrase du professeur Gouzée (1) : « On a vanté dans ces derniers temps les traitements les plus violents et les plus disparates contre le rhumatisme articulaire aigu. L'émétique, le nitre, les saignées, l'opium, l'iodure de potassium, le sulfate de quinine, ont été employés à *des doses d'une énormité effrayante;* et certes, maints patients *exposés* à ces diverses médications n'ont pas guéri *citò, tutò et jucundè.*

On dit même que le *sulfate de quinine à doses rasoriennes a frappé quelquefois à côté du but, c'est-à-dire le malade.* » Et cette conclusion du docteur Dewalsche (2) : « Il n'est nullement prouvé que les traitements actifs préconisés contre cette maladie soient utiles et même *toujours innocents.* » Ce ne sont pas des homœopathes qui parlent, mais nous ne saurions rien dire de plus net et de plus fort.

Passons à l'examen des divers modes de traitement actif.

Les *saignées coup sur coup* sont peut-être la méthode la plus ancienne; on signale à diverses époques un certain nombre de médecins qui, *considérant moins le malade que la maladie*, contents de pouvoir juguler celle-ci, et s'occupant peu de savoir si la santé du sujet ainsi débarrassé n'était pas ultérieurement mise en un véritable danger, ont employé les saignées en quelque sorte à outrance; nous pourrions citer Baillou, qui pratiqua douze saignées à un malade, lequel ne guérit du reste qu'avec peine au bout de vingt et un jours ; Sarcône, Sauvages, Bosquillon; celui-ci ne laissait les malades qu'*épuisés par les saignées.* Sydenham, le grand Sydenham, suivit quelque temps aussi la même méthode; de nos jours,

(1) *Archives de médecine belge*, janvier 1844, p. 7.
(2) *Gaz. des Hôpitaux*, 1852, p. 365.

M. Bouillaud revendique l'honneur d'avoir établi d'une manière en quelque sorte mathématique la formule exacte des émissions sanguines, qu'il porte en moyenne à deux ou trois kilogrammes en très-peu de jours, ainsi que nous l'avons montré. Mais il faut dire que la plupart des médecins anciens et modernes ou n'ont jamais osé employer une pareille méthode ou y ont renoncé après l'avoir essayée. C'est ainsi que Sydenham et Stoll ont reconnu que la saignée *brisait les forces sans user la maladie*, qu'elle prolongeait la convalescence, rendait les récidives plus fréquentes et constituait une plus grande propension à contracter d'autres maladies. Voici les expressions de Stoll : « Nous brisâmes les forces des malades plutôt que la maladie. Les malades demeurèrent immobiles plusieurs semaines (1). » — « Il y a beaucoup d'inconvénients, dit Cullen, à tenter la guérison par des saignées copieuses et réitérées (2). » D'après M. Monneret, les saignées abondantes produisent la chloro-anémie et rendent plus difficile le traitement que l'on pourrait avoir à opposer ultérieurement aux récidives et aux rechutes du rhumatisme. M. Legroux va plus loin ; il accuse les saignées répétées de favoriser les complications cardiaques. C'est aussi l'avis du docteur Gouzée et celui de M. Louis. M. Beau a publié des recherches très-importantes qui prouvent que les saignées abondantes déterminent l'hypertrophie du cœur. Aussi, M. Grisolle (3) laisse-t-il à penser que c'est à l'influence des saignées qu'il faut attribuer le nombre si élevé des complications cardiaques signalées dans les observations de M. Bouillaud ; or on sait que M. Bouillaud a précisément la prétention de prévenir ou de combattre ces complications par la formule des émissions sanguines.

Nous pourrions conclure de cet examen que si les émissions sanguines ne peuvent pas être accusées de mettre le malade dans un danger de mort immédiat, elles l'exposent néanmoins

(1) Stoll : *Ratio medendi*, art. 1776.

(2) Cullen : *Médecine pratique*, tom. I, p. 510.

(3) Académie de médecine, séance du 21 mai 1850.

à de graves perturbations de la santé et à la mort dans un temps plus ou moins prochain, puisqu'elles favorisent le développement de lésions organiques mortelles. Mais nous regrettons d'être dans la nécessité de rappeler une observation tirée non de la clinique de M. Bouillaud, mais de celle de M. le professeur Chomel; cette observation se trouve dans le *Bulletin de thérapeutique* d'avril 1856. A la jeune fille qui en fait le sujet on a tiré (et M. Bouillaud (1) s'en indigne) huit livres de sang. La malade mourut.

Ici encore aucun homœopathe n'a parlé; je laisse à nos adversaires tout le mérite de se combattre, de se confondre, de se condamner.

Étudions maintenant les effets de l'*opium* à haute dose. Cette médication n'est pas employée par un grand nombre de médecins, et cependant nous avons connaissance de quatre cas où cet agent actif peut être avec certitude regardé comme ayant causé la mort des malades. A l'égard de l'un d'eux, nous ne pouvons entrer dans aucun détail, parce qu'il nous a été communiqué confidentiellement; les trois autres font le sujet de la thèse de M. Vergne (2), et, sauf une allusion que leur fait en passant M. le professeur Bouillaud (3), les auteurs modernes se sont bien gardés de les rappeler. Il nous a paru nécessaire de les tirer de l'obscurité où on a voulu les laisser, cela pour l'édification de chacun et pour montrer à quels tristes résultats, nous devrions dire à quels actes coupables peuvent conduire et l'absence de vraie méthode thérapeutique chez nos adversaires et le déplorable esprit de système qui les entraîne.

Les observations sur lesquelles roule la thèse de M. Vergne ont toutes été recueillies à l'Hôtel-Dieu; le service n'est pas indiqué, par une louable discrétion sans doute. La première est relative à un homme robuste, de trente-deux ans, affecté d'un rhumatisme aigu généralisé, ma-

(1) *Philosophie médicale*, p. 398.
(2) Thèses de Paris, 1er mars 1836.
(3) *Philosophie médicale*, p. 397.

lade depuis huit jours ; à son entrée, le 9 mai 1855, on lui prescrit trois pilules d'extrait thébaïque, de cinq centigrammes chacune et du coton imbibé de laudanum autour de toutes les articulations malades ; le 10, il avait peu dormi et d'un sommeil interrompu par des secousses fort douloureuses (trente centigrammes d'extrait d'opium). — Le 11, même intensité des douleurs, à se tenir arqué en arrière : — voilà une sorte de tétanos qui annonce manifestement un commencement d'intoxication. Croyez-vous qu'on va s'arrêter ? On augmente la dose —(trente-cinq centigrammes d'extrait). — Le 12, les douleurs ont diminué un peu, mais la face est injectée, le malade dit qu'il ne voit plus clair ; — évidemment on va suspendre le médicament, dont les effets toxiques sont trop visibles : point (quarante centigrammes d'extrait thébaïque). — La nuit suivante, le malade *meurt*. — A l'autopsie, l'examen des divers organes montre qu'ils sont gorgés de sang ; malheureusement on n'a pas ouvert le crâne.

Le sujet de la seconde observation est un coiffeur de trente ans, affecté depuis quelques jours d'un *léger rhumatisme* avec gonflement et douleur aux poignets et aux cous-de-pieds ; les battements du cœur sont forts, le premier bruit est éclatant, mais le pouls ne donne que quatre-vingt-seize pulsations. Le 10 juin 1855, *poudre de Dower*, vingt grammes.—Le 11, douleurs un peu diminuées, sueur abondante. — On va s'en tenir là ; non (vingt-cinq grammes de poudre). Le *soir, subdelirium, paroles incohérentes ; mort dans la nuit*, à une heure du matin. — L'autopsie, comme dans le premier cas, montre que tous les organes internes, et surtout les méninges, sont gorgés de sang.

Le 8 mai 1855, le même traitement est appliqué à un valet de chambre, d'une santé habituellement bonne, rhumatisant depuis six jours ; la maladie est aiguë, généralisée ; cent huit pulsations. On prescrit : *extrait thébaïque*, quinze centigrammes. — Le 9, vingt-cinq centigrammes ; le 10, quarante centigrammes ; le 11 seulement, les douleurs sont diminuées, mais le malade a dormi d'un sommeil interrompu à chaque instant par des sursauts, s'imaginant qu'on l'appelait, et cherchant en vain à se reconnaître. — Il y a du mieux, et, d'autre part, un commencement d'action toxique de la part du médicament; on va sans doute en suspendre l'emploi; on redouble au contraire (cinquante centigrammes d'extrait thébaïque), ainsi que le lendemain : le 14, le mieux étant notable, on réduit la dose d'extrait à trente centigrammes, ainsi que le 15. Le 16, les douleurs reparaissent, la fièvre redouble, et des symptômes de pleuro-pneumonie droite se manifestent : on remplace l'opium par des émissions sanguines. Le 21, l'état du thorax étant assez satisfaisant, on donne : poudre de Dower, vingt grammes; le 23, trente grammes et un bain; le 24, amélioration très-marquée, douleurs presque nulles et bon sommeil.—Vous croyez que l'on va cesser toute médication active? J'ose à peine en croire mes yeux : la poudre de Dower est prescrite à quarante grammes; évidemment il y avait intention d'expérimenter la force de ce pauvre organisme déjà épuisé. — Cependant le malade se montre d'une merveilleuse tolérance; il paraît bien le lendemain, et l'on se décide à le laisser en repos. Le 30 mai, les douleurs sont nulles; mais le malade tousse, et sa respiration est saccadée; on constate un peu de difficulté dans l'expansion pulmonaire; il n'y a point pourtant de matité, de râle ni de souffle. Le soir, orthopnée, asphyxie menaçante, sans signes sthétoscopiques; *mort* dans la nuit à deux heures du matin.—L'autopsie révèle, comme dans les cas précédents, une congestion sanguine de tous les organes internes, surtout du poumon gauche, dont la base offre aussi quelques noyaux d'hépatisation.

Nous laissons à chacun le triste devoir d'apprécier de pareils faits; je dirai seulement que l'avis de M. Vergne est que, si la mort n'a pas été causée par l'action directe du médicament, il y a *au moins beaucoup contribué, et que, dans le dernier cas, son action a seulement été moins immédiate*. Or M. Vergne n'est pas homœopathe; c'est seulement un homme de bon sens. Ajoutons que ce même docteur a vu traiter par la même méthode trois autres rhumatisants; que l'un d'eux (favorisé du ciel sans doute) a guéri en huit jours *et en dormant;* que les deux autres ont également guéri, l'un en trente-cinq jours, l'autre en dix-huit, mais que chez le premier le rhumatisme a été compliqué d'une pneumonie dans son cours, et que, chez le second, il a été suivi d'une forte congestion pulmonaire. Il est impossible chez ces deux derniers de méconnaître, comme dans le troisième cas, l'influence congestive de l'opium sur les poumons.

On comprendra difficilement comment un homme aussi éclairé que l'est un médecin de l'Hôtel-Dieu de Paris a pu méconnaître et ne pas redouter *à priori* cette action sur les poumons, si parfaitement connue, aussi bien que les effets toxiques sur le cerveau, dont les deux premiers malades ont évidemment été victimes.

Nous n'avons point à signaler de fait connu d'une terminaison fatale du rhumatisme par l'emploi du nitrate de potasse à haute dose. Mais, si l'on se rappelle qu'il résulte des recherches d'Orfila et de M. Bouchardat que la présence de vingt à trente grammes de nitre dans le sang d'un homme peut déterminer la mort, est-il permis d'admettre que l'on puisse toujours *sans danger* administrer à un rhumatisant quarante et même soixante grammes de ce sel dans les vingt-quatre heures, comme le fait et prescrit de le faire M. Martin-Solon (1)? Nous savons bien qu'il est recommandé de fractionner les doses, d'étendre le médicament, c'est-à-dire le poison (je le dis avec justesse), dans une grande quantité d'eau ; mais ne peut-il pas facilement arriver que ces recommandations soient négligées ou mal comprises ? Et d'ailleurs, est-ce que la même mesure convient à toutes les organisations ? Chez tel sujet fort, la tolérance d'un médicament ou d'un poison sera beaucoup moins prononcée que chez tel autre, dont l'organisation paraîtra plus frêle. Sur quoi pouvez-vous alors vous guider ? D'un autre côté, M. Bouchardat déclare qu'il est nécessaire que l'appareil sécréteur de l'urine fonctionne bien. Sans doute ; mais, si je ne me trompe, les

(1) M. Martin-Solon n'a fait ici que suivre l'exemple de Robert Whitt, qui, au dire de Bosquillon, a donné jusqu'à deux onces de nitre dans une pinte d'eau. (Voir la note à la traduction de Cullen, *Médecine pratique*, tom. I, p. 307.)

praticiens imbus de fausses idées sur l'action physiologique des substances médicamenteuses croiront voir dans la diminution de la sécrétion urinaire une indication plus positive encore pour l'emploi du nitrate de potasse. — Ainsi donc, personne ne saurait nier qu'il y a danger réel à employer le nitrate de potasse aux doses où il est reconnu nécessaire de le porter pour arriver à dompter le rhumatisme aigu, et nous ne craignons pas d'ajouter que c'est la conviction de ce danger, autant que l'incertitude de ses effets thérapeutiques, qui a éloigné de son emploi la plupart des médecins.

Nous arrivons aux deux médicaments qui ont été le plus récemment et le plus généralement vantés; on a déjà vu dans la première partie, et l'on verra dans les pages qui vont suivre, que ces éloges, souvent emphatiques, doivent disparaître devant la réprobation évidente des faits; on verra devant ces faits les deux médicaments tomber du piédestal où on les a élevés, condamnés comme incertains, insuffisants, dangereux et même mortels dans l'abus qu'on en fait.

Commençons par le dernier venu, la *vératrine*, et rappelons que cet alcaloïde, principe actif des semences du *vératrum sabadilla*, de la racine de *veratrum album*, des bulbes de *colchicum autumnale*, est administré par pilules de cinq milligrammes, une le premier jour, deux le second, trois le troisième, et en augmentant d'une par jour jusqu'à huit ou neuf.

A priori, quand on connaît l'action toxique si puissante des substances d'où l'on extrait la vératrine, et que l'on voit administrer jusqu'à quatre ou cinq centigrammes et demi dans les vingt-quatre heures le principe essentiellement actif de ces substances, n'y a-t-il pas lieu de concevoir des craintes? Nous savons bien que c'est graduellement qu'on arrive à de pareilles doses. Mais d'abord ne peut-il pas quelquefois y avoir erreur dans l'administration? Ouvrons le *Bulletin thérapeutique* (1); nous lisons à la seconde page d'un Mémoire sur l'emploi de la vératrine dans les maladies fébriles, par M. Aran : « Par une circonstance *toute fortuite*, le premier

(1) 15 juillet 1853.

malade chez lequel j'employai ce traitement (c'était un rhumatisant) prit, dans les premières vingt-quatre heures, *trois centigrammes de vératrine* en six pilules. Les effets physiologiques furent des plus marqués; mais ce qui appela surtout mon attention, ce fut la chute du pouls : de cent douze pulsations par minute que le malade présentait la veille, le pouls était descendu à soixante-quatre, c'est-à-dire qu'il était tombé de quarante-huit pulsations dans les vingt-quatre heures. En même temps, la chaleur animale était beaucoup diminuée, et, quoique très-fatigué par les vomissements, les nausées, le hoquet, le malade se trouvait bien soulagé. » Ajoutons en passant que, chez ce malade, les douleurs articulaires reparurent peu de temps après, et que cette fois la vératrine échoua complétement.

Mais est-il nécessaire que la vératrine soit administrée à une dose aussi élevée pour causer des accidents? Ne peut-il pas arriver que cinq milligrammes plongent certaines organisations dont il est impossible de soupçonner l'impressionnabilité dans un état plus grave même que celui où nous venons de voir tomber le malade, qui avait pris trois centigrammes? M. Aran se charge encore de nous éclairer à cet égard, et vous trouverez, comme nous, confrères et lecteurs, que ces renseignements sont remplis d'un triste et puissant intérêt.

M. Aran a traité des pneumonies et des rhumatismes articulaires avec la vératrine. « Tous ou presque tous les malades, dit-il (1), ont commencé à éprouver, après l'administration de cinq, le plus ordinairement de dix ou quinze milligrammes de vératrine, les phénomènes suivants : envies de vomir, nausées, vomissements, quelquefois des hoquets, rarement des évacuations alvines, plus rarement encore une sensation de chaleur ou de brûlure passagère le long de l'œsophage ou dans l'estomac. Les envies de vomir étaient les premières à se montrer et les dernières à disparaître. Les vomissements, d'abord aqueux, finissaient par être composés exclusivement de bile verdâtre. Nausées et vomissements se succédaient,

(1) *Bulletin de thérapeutique*, n^{os} du 30 juillet et du 15 nov. 1853.

dans certains cas, avec une telle fréquence, que les malades *n'avaient pas cinq à dix minutes de relâche.* Un *hoquet* fatigant et obstiné tourmentait encore parfois les malades, mais le hoquet succédait généralement à des vomissements longs et répétés.........

« Parallèlement aux phénomènes précédents, on voyait se dérouler toute une série de phénomènes qui témoignaient de l'influence puissante exercée par la vératrine sur les principales fonctions de l'économie. Le système circulatoire, le système respiratoire et le système nerveux étaient surtout profondément atteints. — Le pouls, qui, en moyenne, battait cent deux, tomba le lendemain à soixante-six ; dans un cas, il tomba de *cent huit à quarante-quatre.* En même temps qu'il se ralentit, le pouls conserve d'abord sa régularité, tout en se concentrant et perdant de sa force ; dans quelques cas cependant, il devient vibrant, dicrote même, tout en restant dépressible. Bientôt, et à mesure qu'il se ralentit davantage, il cesse d'être régulier ; non pas que les battements se succèdent avec tumulte dans certains moments pour se montrer réguliers dans d'autres ; mais il y a des retards, et de temps en temps l'intervalle qui les sépare augmente au point *qu'on peut voir manquer une ou deux pulsations.* Les battements du cœur éprouvent le même ralentissement et subissent les mêmes irrégularités que le pouls ; les bruits de cet organe se voilent et deviennent *de plus en plus obscurs à mesure que marche le ralentissement.*

« La respiration se ralentit également. Le nombre des inspirations est tombé de six par minute du premier au deuxième jour.

« L'abaissement de la chaleur animale a été des plus marqués dans tous les cas : tel malade que nous laissions la veille avec une peau sèche et brûlante, nous le retrouvions le lendemain avec une peau fraîche, froide même, baignée de transpiration, et donnant à la main *la sensation désagréable que fait éprouver le contact d'un animal à sang froid.*

« Il va sans dire qu'au milieu de phénomènes de dépression aussi marqués le système nerveux ne pouvait rester indifférent. Les malades étaient immobiles dans leur lit, *décolorés, fatigués, affaissés ;* la face, pâle, amaigrie, exprimait l'accablement ; les yeux étaient quelquefois sans expression, la voix affaiblie et éteinte. »

Tels sont les effets physiologiques de la vératrine d'après l'un des médecins qui ont fait de cette substance l'expérimentation la plus attentive et la plus consciencieuse. Nous croyons d'autant plus à la vérité de cette description qu'elle s'accorde parfaitement avec les phénomènes décrits par les expérimentateurs de l'école homœopathique qui ont étudié le *veratrum album,* végétal qui fournit surtout la vératrine. Nous le demandons à tout homme de bonne foi : administrer une substance médicamenteuse à une dose capable de mettre un être humain dans un état pareil à celui qui vient d'être décrit, n'est-ce pas en réalité l'empoisonner? Admettons que la maladie ait disparu au milieu de l'orage que vous avez soulevé, oserez-vous dire que vous avez guéri le malade? Est-ce guérir un malade que de substituer à la maladie dont il est affecté une autre maladie, une autre surtout plus menaçante que la première? Rapprochez ce tableau symptomatique des effets de la vératrine, ce tableau que vous appelez vous-même *effrayant,* de celui du choléra ou de l'empoisonnement par l'arsenic : quelle notable différence me signalerez-vous?

Il y a plus : de votre propre aveu, même quand vous avez provoqué ces effrayants symptômes médicamenteux, la maladie n'est que palliée dans ses symptômes les plus superficiels. Vous déclarez (1) en effet que, dans les pneumonies traitées par la vératrine, tandis que le pouls, la chaleur, la toux et l'oppression avaient subi une modification, appelée par vous si favorable, les signes physiques étaient loin d'indiquer une *amélioration correspondante dans l'état réel des organes malades;* il a presque toujours fallu recourir, pour achever la résolution de la phlegmasie, aux ventouses et aux vésicatoires. Ce fait seul ne devait-il pas vous faire ouvrir les yeux et vous montrer que vous n'aviez trouvé dans la vératrine qu'un moyen perturbateur, un véritable agent toxique dont les ac-

(1) *Bulletin de thérapeutique,* 30 juillet 1853.

cidents voilaient ceux de la maladie primitive, et nullement un agent curatif, dont les seuls effets doivent être purement et simplement la substitution des phénomènes de la santé aux symptômes de la maladie? Qu'un sujet atteint de la phlegmasie la plus étendue, de la fièvre inflammatoire la plus intense et la plus aiguë, soit saisi par le choléra ou bien qu'il prenne une dose d'acide arsénieux ou de tout autre poison analogue; vous verrez bientôt le pouls tomber et même devenir insensible, la peau se couvrir d'une sueur froide, donnant à la main, suivant votre gracieuse image, la sensation désagréable que fait éprouver le contact d'un animal à sang froid; les symptômes de la phlegmasie et de la fièvre inflammatoire n'existent plus; la maladie est guérie, comme vous la guérissez avec la vératrine; mais le malade, ne peut-il pas arriver que, suivant l'énergique expression de Hahnemann, *il meure guéri?*

Objecterez-vous que vous surveillez avec soin les effets du médicament et que vous en arrêtez l'administration dès que les symptômes paraissent prendre un caractère menaçant? D'abord vous avouez que, « pour obtenir quelque effet avantageux pour les malades, il faut aller jusqu'à produire une dépression marquée dans les fonctions les plus importantes de l'économie. » Vous ajoutez même : « pas d'imprudence, mais aussi pas de faiblesse, ni de mollesse dans l'emploi de ce moyen. Mieux vaudrait peut-être, dans un cas grave, aller un peu trop loin que rester en deçà de ce qui est nécessaire pour impressionner convenablement l'organisme... Qu'on ne se hâte pas trop non plus d'y renoncer une fois la dépression obtenue, car on pourrait voir reparaître tous les signes de la maladie. » — N'est-ce pas avouer que vous ne guérissez votre malade qu'en l'affligeant d'une autre maladie caractérisée, comme vous venez de le dire, par une *dépression marquée des fonctions les plus importantes* de l'économie? nous en avons plus haut énuméré les symptômes. Eh bien, nous vous le demandons : n'est-ce pas là jouer un jeu terrible? Il est vrai qu'il vous est arrivé deux fois de suspendre l'administration de cet agent toxique ; dans l'un de ces cas : « l'accablement, dites-vous, et l'affaissement furent tels, que, après l'administration de quatre pilules, le pouls devint tellement irrégulier, que nous ne crûmes pas prudent de persister dans son emploi. Chez le second malade, trois pilules suffirent à déterminer des vomissements incessants et un accablement profond, avec refroidissement des extrémités. » Nous ne pouvons que vous féliciter de votre conduite prudente dans ces deux cas ; mais, vous le savez comme nous, et nous le répétons, est-il possible de doser et de juger d'avance la susceptibilité de l'organisme humain à l'action d'une substance toxique ? De la même manière qu'il est des sujets à peu près réfractaires à des doses même considérables de vératrine, ne peut-il pas s'en trouver qui soient d'une impressionnabilité encore supérieure à celle des deux malades que vous nous citez et chez lesquels vous vous trouviez dans l'impossibilité d'arrêter les accidents? Avouez donc, avec tous les gens de bonne foi, qu'un médicament comme la vératrine ne saurait être prudemment administré aux doses vraiment énormes où vous l'avez employé. Vous l'avez senti vous-même, car vous avez écrit (1) : « J'avoue que la première fois que j'ai observé cet ensemble de symptômes, indiquant une dépression si profonde du système nerveux, je n'étais pas sans inquiétude. » On est surpris de lire un peu plus loin : « Mais ce qui m'a toujours frappé, ce qu'il y a de curieux au milieu de cet état d'accablement, c'est que les malades conservent toute la liberté de leur intelligence... » Voilà un merveilleux motif de vous rassurer ! Mais l'intelligence n'est-elle pas intacte dans le choléra ? Est-elle donc bien altérée dans les divers empoisonnements auxquels j'ai comparé les effets toxiques de la vératrine ?

Rappelons enfin, comme dernier argument fourni encore par M. Aran contre la vératrine, l'assertion suivante : « L'administration prolongée (il s'agit seulement de quelques jours) de ce médicament entraîne une altération de la nutrition qui se traduit par une décoloration des tissus, un amaigrissement, une flaccidité des chairs, semblables à ceux qu'occasionne une maladie de longue durée. »

(1) *Bulletin de thérapeutique*, 30 juillet 1853, p. 61.

Après ce tableau, présenté avec quelques détails, tableau dont les principaux traits sont empruntés à nos adversaires eux-mêmes, on peut juger de l'innocuité du moyen qui a été le dernier proposé comme un des médicaments les plus puissants dans l'affection rhumatismale aiguë, et qui était destiné à remplacer avantageusement celui dont il me reste à vous entretenir, le *sulfate de quinine.*

Celui-là a été longtemps et est encore considéré par beaucoup de praticiens comme le remède vraiment héroïque, comme une sorte de spécifique dans la maladie qui nous occupe ; aussi est-il le plus généralement employé, quoique, de l'aveu de tous, on ait les plus graves accidents à lui reprocher.

Dans un certain nombre de cas, surtout au début de l'emploi de ce médicament, l'intoxication, plusieurs fois suivie de mort, a été tellement manifeste, que tout le monde en convient.

En 1845, après les premières communications faites à la Société de médecine par M. le docteur Briquet, qui, le premier, a expérimenté ce médicament sur les rhumatisants de l'hôpital Cochin, plusieurs médecins des hôpitaux se hâtèrent avec un zèle imprudent de répéter ces expériences. L'illustre professeur Récamier prescrivit à un rhumatisant trois grammes de sulfate de quinine à prendre en vingt-quatre heures ; le lendemain, trois grammes et demi; pendant la journée il tomba dans le délire, et la mort survint en quelques heures. M. Husson, également à l'Hôtel-Dieu, dut s'arrêter devant les symptômes effrayants de l'intoxication quinique. La même année, M. le docteur Monneret recueillit dans le service de M. Andral vingt-deux observations de rhumatisme aigu traité par le sulfate de quinine à haute dose, et, dans un mémoire présenté à l'Académie de médecine, il conclut que le sulfate de quinine ne donnait qu'une apparence de guérison en masquant les phénomènes d'inflammation par les troubles nerveux qu'il occasionne ; la quatrième conclusion fut la suivante : « Il détermine *un empoisonnement* qui donne lieu à des phénomènes de trois ordres : phénomènes nerveux proprement dits, troublant la sensibilité générale ou spéciale ; état typhique ; inflammation gastro-intestinale. »

Écrivant dans le cours de la même année 1845, M. Ferrus fait la déclaration suivante :

« Cette méthode (1) est difficile dans l'application et peut devenir dangereuse. Ainsi, si je suis bien informé, chez les malades l'administration de chaque cuillerée de médicament est quelquefois suivie de vomissements et de douleurs très-vives à la région de l'estomac... Chez tous les malades, sans exception, il se manifeste une sorte d'ivresse caractérisée par des vertiges, des éblouissements ou de l'affaiblissement dans la vue, une dureté de l'ouïe qui va quelquefois jusqu'à la surdité. Enfin, dans quelques cas, ces phénomènes ont pris le caractère d'*un véritable empoisonnement* et se sont malheureusement terminés plusieurs fois d'une manière funeste... »

On lit dans l'*Abeille médicale* (2) : « ... Au début des essais de ce médicament que l'on employait à doses trop hardies, il a été dénoncé comme ayant causé des accidents toxiques très-graves, la mort même. Ces abus de la méthode lui ont fait un tort immense... »

Dans une leçon, faite l'année dernière à l'Hôtel-Dieu, sur les avantages que présente la vératrine dans le traitement du rhumatisme articulaire aigu (3), M. le docteur Bouchut déclare que le sulfate de quinine peut être très-dangereux ; que son emploi produit des étourdissements, de la céphalalgie, de la surdité, des bluettes, de l'amaurose même, et peut causer *la mort, comme il en a vu des exemples*. A la fin de sa leçon, après avoir dit que la vératrine aux doses qu'il prescrit ne peut occasionner la mort, il ajoute : « Nouvel avantage pour elle si on la compare à l'action toxique du sulfate de quinine. »

Ainsi c'est un fait malheureusement trop bien acquis à l'histoire thérapeutique des rhumatismes que la réalité d'un

(1) *Dict. de méd.* en 30 vol., tom. XXVII, p. 607.

(2) *Abeille médicale*, 1847, p. 92.

(3) *Gaz. des Hôpitaux*, 1853, p. 300.

certain nombre d'empoisonnements et de morts par l'administration du sulfate de quinine à doses trop élevées. En présence de pareils accidents, ce redoutable remède ne fut plus prescrit en aussi grande quantité; mais il n'a pas été abandonné et a continué d'être employé à des doses encore très-fortes; on n'a plus signalé, dès lors, d'empoisonnement positif, *immédiat*, par le sulfate de quinine, ou du moins on n'a pas publié d'observations sous ce titre précis; mais, si l'on examine les communications faites aux sociétés savantes et aux journaux de cette époque, on reconnaît facilement que le nombre des cas de mort, par suite de complication méningitique, dans le rhumatisme articulaire aigu, a considérablement augmenté; or tous ces malheureux avaient pris des quantités assez considérables, quelques-uns d'opium, le plus grand nombre de sulfate de quinine.

Si, d'une part, on se souvient des citations que nous avons faites plus haut des auteurs les plus recommandables, sur le peu de gravité du pronostic du rhumatisme aigu, sur l'excessive rareté des métastases graves; si, d'autre part, on remarque la coïncidence de ces métastases, suivies de mort, avec ce fait du traitement par le sulfate de quinine; si, enfin, l'on veut se rappeler les conditions auxquelles, de l'avis unanime des médecins qui emploient le sulfate de quinine dans les rhumatismes, ce médicament peut seulement agir, on est naturellement conduit à accuser le sulfate de quinine d'être l'auteur véritable et unique de ces terminaisons fatales.

Voici, en effet, à quelles conditions le sulfate de quinine peut être employé avec succès dans le rhumatisme: « A doses altérantes, dit M. Bouchardat (1), son utilité n'a jamais paru évidente; à doses élevées, l'influence toxique du sulfate de quinine ne saurait aujourd'hui être mise en doute... La dose doit être assez élevée pour produire un trouble passager dans l'économie vivante, et ne pas atteindre les limites où il y a un danger réel à courir... » — « A un gramme cinquante centigrammes, en trois paquets, le premier jour, dit M. Bou-

(1) Académie de médecine, séance du 11 juin 1850.

chut (1) ; deux grammes, en quatre paquets, le second jour ; trois grammes, en six paquets, le troisième jour ; quatre grammes, en six paquets, le jour suivant : le pouls s'abaisse rapidement et les douleurs disparaissent... Mais il faut ralentir dès que des phénomènes nerveux graves se montrent. On peut continuer tant qu'il n'y a que des bluettes et un peu de surdité... » L'auteur d'un article du *Journal des connaissances médico-chirurgicales* (2) sur cette médication constate que M. Briquet a acquis par une longue expérimentation de ce médicament une sorte de tact qui lui fait voir d'avance comme par intuition quel sera le degré de tolérance du malade et plus tard quel est le degré de saturation. Il fait remarquer à cet égard que les individus qui, dans l'état de santé, supportent le mieux les alcooliques sans s'enivrer sont aussi ceux qui tolèrent le mieux le sulfate de quinine lorsqu'ils sont atteints de rhumatisme (3). »

On voit par ces citations, de la manière la plus évidente, que la guérison du rhumatisme aigu par le sulfate de quinine ne s'obtient qu'à la condition de déterminer vers le cerveau un raptus qui doit être révélé par certains phénomènes non douteux ; mais on voit en même temps combien sont vagues et difficiles à appliquer les règles données pour saisir le degré auquel il faut monter, celui auquel on doit s'arrêter. Et, en effet, nous dirons, comme pour la vératrine : Comment pouvez-vous doser d'avance l'impressionnabilité d'un sujet à l'action d'un médicament ou plutôt d'un poison ? M. Bouchut commence par la dose de un gramme cinquante centigrammes en vingt-quatre heures ; qui peut affirmer que cette seule dose, dont un des effets sera naturellement de favoriser un certain raptus vers le cerveau, ne suffira pas chez tel individu prédis-

(1) *Gaz. des Hôpitaux*, 1853, p. 299.

(2) Reproduit par l'*Abeille médicale*, 1847, p. 92.

(3) On trouve dans le même article la phrase suivante, que nous n'osons pas intercaler dans le texte : « Nous avons entendu un jeune agrégé émettre publiquement, dans un des actes de la Faculté, l'opinion que le sulfate de quinine agit dans le rhumatisme, comme moyen perturbateur, *absolument comme feraient des coups de bâton*. »

posé pour amener une métastase méningitique ? Que si la première dose, la seconde même, paraissent passer inaperçues, soit que l'influence sur le cerveau demeure latente, soit que vous ne l'ayiez pas remarquée, pourrez-vous empêcher la troisième, dont l'effet aura été préparé par les deux autres, d'amener une explosion brusque des accidents les plus formidables ? Je ne me donnerai pas la peine de relever les singuliers moyens dont on fait honneur au docteur Briquet, dont l'expérience, le *tact*, l'*intuition* toute spéciale ne facilitent en rien la tâche des autres praticiens et ne servent qu'à montrer combien elle est difficile.

Cette fâcheuse propriété que possède le quinquina de disposer aux affections cérébrales aiguës est loin d'être une assertion qui nous soit propre. — Parmi les effets déterminés par le quinquina, Stahl, après avoir signalé diverses souffrances du côté des viscères abdominaux, ajoute : « ... Phlogoses et ruboses faciei, vertigines, etc. (1). Morton, Torti, Sydenham, Cullen, etc., ne prescrivaient que des doses très-modérées de ce médicament, dont ils redoutaient la dangereuse action sur les principaux organes. C'est qu'en effet de nombreux accidents, et surtout des accidents méningés, la mort même, avaient été signalés comme les effets d'une dose de quinquina trop forte ou administrée d'une manière intempestive. Il est facile de s'en convaincre en consultant la *Matière médicale* de notre *Hahnemann ;* on y trouve, en effet, outre les symptômes quiniques résultant de ses observations personnelles, ceux qu'il a recueillis dans les divers auteurs, et parmi eux je noterai les suivants :

Du numéro 1 au 15. Diverses formes de vertige; obnubilation, ivresse; lourdeur, plénitude de la tête.

Du numéro 15 au 78. Diverses formes de céphalalgie : pressive, tiraillante, vulsive, fouillante, martelante, lancinante, constrictive.

Du numéro 79 au 85. Rougeur, chaleur et sueur à la face et à la tête.

(1) *Materia medica vera*, p. 900.

Numéros 540 et suivants. Lassitude et chute des forces. (Gessner, Stahl, Cleghorn, Romberg.)

Faiblesse chronique. (Thompson.)

Sentiment de pesanteur du corps. (Baehr, Stapf, Raulin.)

Quand il voulait se tenir debout quelques minutes, il devenait roide, pâlissait et perdait ses sens. (Gessner.)

Petits accès d'apoplexie et de perte des sens. (Thompson.)

Forte syncope. (Baker, Morton, Murray, Crueger (1), Gessner.)

Syncope, mort. (Koker) (2).

Asphyxie. (Crueger.)

Langueur et affaissement du corps et de l'esprit. (Lehmann, Hermann, Franz.)

Numéros 569 et suivants. Insomnies et troubles du sommeil.

Numéro 584. Rêves effrayants, dont la réalité paraît persister après le réveil. (Walther, Gross, Becker, Hermann.)

Numéro 595. La nuit, pendant le sommeil, il ne fait que se retourner, se découvrir, et il a toutes sortes de songes désagréables ; le matin, il ne peut pas reprendre sa vivacité, tant il a la tête étourdie et entreprise ; il est comme roué et le sommeil ne l'a pas restauré. (Franz.)

Numéros 690 et suivants. Délire, anxiété étonnante. (Schlegel, Cleghorn, Gessner, Quarin, Roschin, Stahl.)

Numéro 695. Grande anxiété, mort (3).

Lorsque de si nombreux et de si graves accidents ont été observés par un aussi grand nombre de praticiens distingués et dans un court espace de temps (on sait que l'usage du quinquina n'est devenu un peu général en Europe qu'en 1682), on ne s'étonne plus de la prudence recommandée par nos anciens maîtres, Sydenham, Torti, Cullen, etc., dans

(1) Chez un homme robuste, à qui on avait fait prendre tout d'un coup un gros de quinquina rouge, l'accès fut si fort, que l'homme ne revint à lui que quand on lui eut donné un vomitif.

(2) Sydenham nomme aussi deux hommes qui, de son temps, moururent pour avoir pris du quinquina peu d'heures avant l'accès de fièvre.

(3) Par l'usage du quinquina pendant le froid d'une fièvre intermittente.

l'emploi d'un médicament aussi actif ; et, d'autre part, on ne saurait voir froidement l'abus qui est fait depuis quelques années de cette même substance ou plutôt de son principe essentiel aux doses les plus élevées. Où il y a ignorance des faits de la tradition médicale pendant un siècle et demi, ou il y a une témérité inouïe ; l'une et l'autre sont sans excuses.

Nous ne pouvons nous empêcher de rappeler à cette occasion les observations suivantes du savant professeur Trousseau (1) :

« Il faut surtout insister sur les phénomènes cérébraux qui surviennent quand on donne le sulfate de quinine à haute dose. Nous avons vu, à l'hôpital de Tours, une jeune religieuse rester folle pendant un jour pour avoir pris 1 gramme, 25 de sulfate de quinine. Un jour, par notre conseil, un tailleur du 2e régiment de carabiniers prit en une fois 3 grammes de sulfate de quinine pour se guérir d'un asthme qui revenait tous les jours à heure fixe. Quatre heures après l'ingestion du médicament il éprouva des bourdonnements d'oreilles, des étourdissements, des vertiges et d'horribles vomissements ; nous le vîmes sept heures après l'administration de la quinine : il était aveugle et sourd, délirait, et ne pouvait marcher, tant étaient grands les vertiges qu'il éprouvait ; à chaque instant il vomissait ; en un mot, il était sous l'influence d'une véritable intoxication. Ces accidents, auxquels nous n'opposâmes aucune médication active, cédèrent spontanément dans le courant de la nuit. »

Le sang-froid avec lequel sont racontés de pareils faits, l'expectation conservée en présence de semblables accidents, ont déterminé sur nous à leur lecture une véritable impression de tristesse. Nous lisons un peu plus loin la phrase suivante :

« M. le docteur Ménière, médecin de l'institution des sourds-muets, à Paris, et qui a fait de si intéressantes recherches sur les troubles de l'ouïe, a vu des individus qui, après l'usage

(1) *Traité de thérap. et mat. méd.*, par MM. Trousseau et Pidoux, tom. II, p. 323.

longtemps continué du sulfate de quinine à hautes doses, ont conservé des tintouins pendant plusieurs années : il cite également le fait d'un enfant qui devint sourd immédiatement après l'administration du sulfate de quinine, et chez qui la surdité resta complète durant plusieurs années et ne put être guérie. »

Avons-nous cité un assez grand nombre d'observations, signalé des autorités assez respectables, pour démontrer d'une manière irrécusable l'action énergique, violente, puissamment toxique du sulfate de quinine sur le centre cérébral ?

Ajoutons toutefois que M. Briquet ayant communiqué en 1845 à la société de Médecine de Paris le résultat de ses essais, plusieurs observations furent, citées pendant la discussion, desquelles il résulta clairement que les douleurs articulaires avaient disparu en faisant place à une péricardite, une pleurésie, une *méningite*. Les membres qui avaient signalé ces faits en conclurent que, puisque ces métastases *s'observent fort rarement* dans le rhumatisme articulaire aigu traité d'une autre manière, on pouvait, avec quelque raison, rejeter sur l'action toxique du sulfate de quinine ces terribles accidents.

Nous pouvons maintenant jeter un coup d'œil sur plusieurs observations signalées dans ces derniers temps comme des exemples de méningite ou d'apoplexie rhumatismale, et il nous sera facile de démontrer que ces accidents, qui ont été plus d'une fois mortels, ont été produits par l'usage du sulfate de quinine à haute dose.

Les trois premières observations ont été communiquées à la Société médicale des hôpitaux de Paris par M. le docteur Vigla, médecin de la maison municipale de santé (1).

La première est celle d'un homme de trente-neuf ans, atteint d'un rhumatisme articulaire aigu de moyenne intensité, sans complication. Le 18 septembre 1852, on lui donne un gramme de sulfate de quinine en trois doses. La nuit suivante, vers deux heures du matin, il est pris subitement d'agitation, et bientôt après, de prostration suivie de mort.

(1) Voir la *Gaz. des Hôpitaux*, 1853, p. 328.

La seconde est relative à une femme de trente ans, qui entre à la maison de santé le 14 octobre 1852, atteinte d'un rhumatisme presque général. Elle est malade depuis six jours ; on compte cent huit pulsations régulières ; les bruits du cœur sont normaux. Le sulfate de quinine est donné à la dose de un gramme le premier jour, un gramme cinquante centigrammes le second jour, et deux grammes les jours suivants, jusqu'au 22. A cette date, les douleurs sont diminuées; mais les sueurs sont abondantes, la faiblesse notable, le sommeil agité. Le 25, à onze heures, la malade est très-agitée et dans un état d'angoisse extrême ; à minuit, l'interne de service la trouve sans connaissance, les membres dans une résolution complète, couverte d'une sueur très-abondante ; la respiration est haute, stertoreuse ; il y a des évacuations involontaires ; la mort a lieu à une heure du matin.

Le sujet de la troisième observation est celui d'un commis âgé de trente-deux ans, d'une forte constitution, qui entre, le 11 décembre 1852, à la maison de santé pour un rhumatisme aigu datant de neuf jours. Déjà il avait pris du sulfate de quinine, et l'on note à son entrée : insomnie et rêvasseries les nuits, inquiétudes vives, crainte de la mort. On prescrit un gramme de sulfate de quinine en trois paquets. La nuit suivante, délire et agitation ; le matin, intelligence fort nette. Du 15 au 16, même agitation et délire nocturne ; la dose du médicament est portée à un gramme cinquante centigrammes et deux grammes. Le 16 décembre, le sulfate de quinine est remplacé par le calomel à la dose de trente centigrammes, en six doses, ce jour-là et le lendemain ; la nuit du 17 au 18 est beaucoup plus calme, et, le 18 au matin, le malade ne se plaint que de faiblesse. Le 19, meilleur état encore; mais le soir le malade sue abondamment et est fort abattu, s'inquiétant de nouveau de l'issue de sa maladie. La nuit commence avec beaucoup d'agitation. A deux heures du matin, délire violent, mouvements convulsifs, plaintes inarticulées, respiration pénible, entrecoupée; pouls petit, mou, irrégulier, extrêmement fréquent ; sueurs froides. Mort à quatre heures du matin.

Une quatrième observation a été publiée par le docteur Leflaive; il l'a recueillie dans le service de M. Louis, à l'Hôtel-Dieu (1).

Un jeune homme de vingt-six ans, élève en pharmacie, rhumatisant depuis le 1er décembre 1851, entre le 21 du même mois à l'Hôtel-Dieu. Le rhumatisme est général, le pouls à cent vingt; la peau chaude, humide, couverte de sudamina; la langue rouge et sèche; bruit de souffle assez doux au premier temps. — Traitement : extrait d'opium, cinq centigrammes ; saignée.

Le 22, pouls à quatre-vingt-douze, mêmes douleurs, délire cette nuit; il s'est levé plusieurs fois ; il était, dit-il, sous l'impression d'un rêve, il voulait s'en aller (op., cinq centigrammes).

Le 23, même état (potion avec un gramme de sulfate de quinine). Le délire survient l'après-midi, alors qu'une cuillerée seulement de la potion a été prise.

Le 24, même état (op., cinq centigrammes; julep sulf. quin., un gramme vingt-cinq centigrammes). Le soir, délire violent et continu; on est obligé de fixer le malade dans son lit; langue rouge, presque sèche; pouls à cent huit, petit et dépressible. Le malade paraît peu souffrir.

Le 25 au matin, le délire continue ; les pupilles sont à l'état normal; le malade supporte bien la lumière; tremblement des membres continuel et très-prononcé; les articulations malades sont moins volumineuses et offrent à peu près leur état normal. Le malade dit ne souffrir nulle part (lav. purg.; op., cinq centigrammes ; julep sulf. quin., un gramme vingt-cinq centigrammes ; sinapismes).

Le soir, le malade est encore plus agité; ses traits sont altérés ; il est couvert de sueur ; son pouls, à cent vingt, disparaît pour peu que l'on appuie le doigt ; le tremblement a encore augmenté ; enfin, la mort survient le 26 décembre, à une heure du matin ; une agitation très-grande l'a précédée.

Après avoir exposé ces quatre cas malheureux, il est in-

(1) *Moniteur des Hôpitaux*, 1853, p. 636.

téressant de citer deux autres observations rapportées par M. Vigla et dans lesquelles la guérison a eu lieu.

Le premier malade est un homme de vingt-cinq ans, bien constitué, qui entra à la maison de santé avec douleurs articulaires générales extrêmement aiguës et une pleurésie du côté gauche. Le sulfate de quinine fut donné à la dose de un gramme le premier jour, puis de un gramme cinquante centigrammes et deux grammes. Le cinquième jour, du délire s'étant manifesté la nuit, on supprima le sulfate de quinine, pour le remplacer par le calomel à la dose de cinquante centigrammes pendant deux jours ; mais le délire persistait.

Le 25 juillet, on donna un julep avec cinq centigrammes d'extrait thébaïque ; le délire diminua peu à peu. Le 30 juillet, la fièvre cessa presque entièrement, le malade commença à prendre quelques aliments et put sortir guéri le 15 août.

Dans la seconde observation, nous trouvons un valet de chambre, âgé de vingt-deux ans, affecté d'un rhumatisme aigu, généralisé depuis cinq jours sans complication. Il prend un gramme de sulfate de quinine le 4 décembre, jour de son entrée, et le 5 ; du 6 au 12, il en prend un gramme cinquante centigrammes par jour. Les douleurs diminuent peu à peu.

Le 12, la maladie redouble (sulf. de quin., deux grammes); le 13, même prescription. Dans la nuit, commencement de délire en même temps que les douleurs diminuent, car il se lève plusieurs fois (suspension du sulfate de quinine).

Le délire continue pendant la journée, et, la nuit, vers deux heures, il se lève, s'habille complétement et descend pour sortir (julep avec cinq centigrammes d'extrait d'opium).

La nuit suivante, le malade est très-calme et dort.

Ajoutons que, le 20 du même mois, les douleurs ayant reparu assez intenses, on donna de nouveau le sulfate de quinine à la dose de un gramme, puis de un gramme cinquante centigrammes jusqu'au 26 décembre, sans qu'il survînt de délire. Le malade sortit guéri le 3 janvier suivant.

Telles sont les observations récentes que nous avons voulu

présenter comme exemples d'accidents méningitiques produits par l'usage du sulfate de quinine à haute dose.

M. le docteur Vigla, qui n'est pas de cet avis, a communiqué les cinq qui lui sont propres à la Société médicale des hôpitaux pour concourir à former, avec une autre observation de M. Gosset, le rapport de M. Valleix et une note de M. Bourdon (1), un chapitre intéressant de l'histoire du rhumatisme, « *oublié*, dit-il, ou seulement ébauché dans les traités *ex professo*, celui des complications cérébrales... Il faut bien, continue-t-il, que ces faits soient plus communs qu'on ne l'a supposé jusqu'à ce jour, puisque, dans l'espace de trois mois, j'ai vu trois fois la mort survenir par des complications cérébrales développées dans le cours du rhumatisme articulaire aigu, et la guérison être la terminaison des deux autres cas analogues... Ce résultat, dit-il plus loin, est certainement exceptionnel. La très-grande rareté de la mort dans le cours du rhumatisme articulaire aigu est un fait heureusement établi par la science. »

Ce dernier aveu s'accorde peu, remarquons-le d'abord, avec la fréquence des complications cérébrales mortelles que M. Vigla a signalées un instant auparavant comme plus communes qu'on ne pense. M. Vigla recherche ensuite quelle a pu être la cause de ces complications ; il constate l'existence de sueurs abondantes chez deux des malades ; chez deux autres, l'anxiété morale sur l'issue de la maladie ; une diminution des douleurs articulaires chez deux qui ont succombé, et leur disparition complète chez un autre qui a guéri, tandis qu'elles ont persisté à un degré modéré chez le troisième malade, qui a succombé, et à un haut degré chez un de ceux qui ont guéri. Il se demande enfin si l'on peut supposer une action toxique du sulfate de quinine et répond négativement. Enfin, cherchant à reconnaître les variétés qui ont pu exister dans la forme des divers accidents cérébraux, il en distingue trois :

(1) Voir le deuxième fascicule des actes de la Société des médecins des hôpitaux.

« 1° Délire simple, rappelant assez bien le délire sympathique ou nerveux observé dans un grand nombre de maladies aiguës fébriles, ou, en peu de mots, *rhumatisme compliqué de délire ;*

« 2° Délire et réunion de la plupart des symptômes, et probablement des lésions propres à la méningite : *méningite rhumatismale des auteurs ;*

« 3° État ataxique, brusque et imprévu, bientôt remplacé par un collapsus ou un coma mortels : *apoplexie rhumatismale* de Stahl et de quelques auteurs. »

C'est à cette dernière forme que M. Vigla rapporte les trois cas de mort qu'il a eus à déplorer, et il range sous le premier chef, celui du délire simple, les accidents méningitiques qui ont guéri.

J'ai dit que M. Vigla déclarait qu'on ne pouvait soupçonner une influence toxique du sulfate de quinine; voici comment il s'exprime à cet égard : « Nos malades n'ont pas pris au delà de deux grammes de sulfate de quinine, après en avoir reçu un gramme ou un gramme cinquante centigrammes sans accidents les jours précédents. Deux d'entre eux avaient cessé d'en prendre depuis plusieurs jours au moment de l'invasion des symptômes cérébraux devenus mortels. D'ailleurs, aucun d'eux n'a présenté les symptômes de l'intoxication quinique... Ce traitement n'est introduit que depuis quelques années dans la pratique médicale, et nous n'avons pas vu le rhumatisme articulaire devenir plus mortel... Je crois donc pouvoir conclure que le sulfate de quinine administré à nos malades a été sans influence sur la production des symptômes cérébraux. »

Tel n'est pas l'avis de tous vos confrères allopathes, monsieur Vigla. Dans le *Journal de médecine et de chirurgie pratiques* (1), vous avez pu lire l'appréciation suivante des faits consignés dans votre mémoire : « Ces observations ne sont pas les seules qui aient été publiées sur ce genre d'affections, et il faut convenir que, bien qu'on ne puisse affirmer que,

(1) Septembre 1853.

dans les cas qu'on vient de lire, le sulfate de quinine fût le point de départ de la méningite, il y a du moins de quoi inspirer des doutes et engager les praticiens à ne recourir qu'avec prudence aux médications perturbatrices dans le rhumatisme articulaire aigu. »

Nous respectons la réserve du confrère judicieux qui a écrit ces lignes, et nous savons comment on doit interpréter les *doutes* qu'il conçoit; mais pour nous, qui devons et voulons dévoiler les dangers qui menacent les malheureux forcés de se soumettre à des médications incendiaires, nous déclarons que nous ne doutons pas; et, avec M. le docteur Béchet (1), avec tous les hommes qui voudront soumettre ces faits à la lumière de la science et de la bonne foi, nous affirmons que chez tous ces malades il y a eu *empoisonnement* par le sulfate de quinine.

Entrons dans l'examen des faits. M. Vigla dit que, chez les trois malades qui ont succombé, les accidents n'ont duré que une à deux heures, et qu'ils peuvent être rangés dans cette forme qu'il a appelée *apoplexie rhumatismale*, les comparant au fait suivant, rapporté par Stoll : « Un homme attaqué depuis quatorze jours d'une fièvre rhumatismale tomba tout à coup dans le délire; de là il passa dans un sommeil apoplectique et mourut en peu de temps. »

On peut en effet rapprocher cette trop courte observation de Stoll de la première de M. Vigla, celle de cet homme qui, entré dans le service le matin, prit 1 gramme de sulfate de quinine dans la journée et mourut dans la nuit; néanmoins nous ne pouvons nous empêcher de constater que cet accident a coïncidé avec la première prise de sulfate de quinine, et qu'il offre une parfaite ressemblance avec le fait d'intoxication avoué par l'honorable professeur Récamier. On nous répondra peut-être que ce dernier avait pris 5 grammes de sulfate de quinine; mais les conditions physiologiques ne sont-elles pas infiniment variables, et ne voyons-nous pas tous les jours des sujets être fortement indisposés par cer-

(1) *Revue médicale homœopathique*, 1853, p. 328.

taine dose d'une substance dont tel autre pourra prendre impunément une dose quadruple?

Quant aux deux autres cas, la comparaison avec l'apoplexie de Stoll n'est plus exacte ; car, s'il est vrai de dire que la mort a été précédée de symptômes cérébraux analogues à ceux de la première observation pendant une ou deux heures seulement, il faut remarquer que ce collapsus, ce coma, n'ont fait que clore par une scène terrible toute une série non interrompue d'accidents d'une autre forme que nous voyons naître et se développer pendant l'administration du sulfate de quinine à doses progressives. Que trouvons-nous, en effet, dans cette seconde observation ? une femme qui, du 14 au 25 octobre, prend de un à deux grammes de sulfate de quinine : les douleurs articulaires diminuent, mais les sueurs persistent toujours abondantes, le sommeil est nul, la *faiblesse extrême ;* le 25, dans la nuit, le délire et l'agitation, puis le collapsus et la mort. Est-ce que cette faiblesse extrême et ces sueurs abondantes et cette insomnie, tandis que les symptômes de la maladie primitive disparaissent, ne constituent pas une maladie spéciale accusant elle-même une profonde atteinte portée au système nerveux ? Que vient-on donc parler ici d'un accident subit, foudroyant ?

L'enchaînement des symptômes toxiques est encore plus facile à suivre dans la troisième observation. Le 9 décembre, on administre au malade, en ville, du sulfate de quinine ; on note le 11, à son entrée, qu'il est agité, qu'il a de l'insomnie et des rêvasseries la nuit ; dans la nuit du 11 au 12, le délire commence ; il cesse le matin, et il continue toutes les nuits jusqu'au 16, où l'on suspend le sulfate de quinine, dont la dose avait été portée à 2 grammes ; le 17 et le 18, on constate plus de calme, mais de la faiblesse ; le 19 au soir, extrême abattement avec sueurs copieuses, inquiétude sur l'issue de la maladie. La nuit commence avec beaucoup d'agitation ; à deux heures du matin éclatent les accidents de la plus haute gravité, qui viennent terminer la scène.

M. Vigla croit se défendre en disant que, dans ce fait, le sulfate de quinine n'avait pas été administré pendant les quatre derniers jours. Mais, parce que l'on cesse d'administrer un poison, celui qui a été introduit, et à doses élevées, cesse-t-il d'opérer ses ravages? Est-ce que tous les effets d'une subtance toxique sont immédiats? Si la dose, quand il s'agit d'un poison dont l'action élective se porte sur le système nerveux central, n'a pas été suffisante, soit par elle-même, soit eu égard aux conditions spéciales du sujet, pour faire éclater immédiatement toute sa puissance, n'est-il pas évident que chaque petite dose successive ajoute peu à peu son action à celle des précédentes, qu'elle altère progressivement, et d'une manière de plus en plus profonde, les diverses parties du système, jusqu'à ce que, le terrain ayant été bien préparé, le centre nerveux cherche à réagir contre le poison qui l'étreint, mais finit par céder dans des efforts de réaction que traduisent les désordres effrayants qui précèdent la mort. De la même manière, dans cette troisième observation, chaque nouvelle dose de médicament a manifesté ses effets par un accroissement du délire en même temps que par des sueurs abondantes et de l'affaiblissement; après la suspension du remède, son action a continué à se traduire par un état de faiblesse progressive qui accusait la profonde atteinte portée au système nerveux jusqu'à ce que les ravages du poison aien rendu impuissante toute réaction du centre vital.

Et ce qui prouve encore qu'il en est bien ainsi, c'est l'examen des deux observations dont les sujets ont guéri. Vous voyez, en effet, que, dans ces deux cas, l'emploi du sulfate de quinine a été arrêté dès la première apparition du délire, et que ce symptôme, qui continua deux nuits encore, céda promptement à l'administration de l'opium; or l'opium est précisément le meilleur antidote du sulfate de quinine dans cette forme de l'intoxication par ce médicament.

Nous sommes persuadés que, si l'on eût suspendu le médicament dès l'apparition du délire chez le sujet de la troisième observation, on eût coupé court aux accidents et prévenu la terminaison fatale; comme aussi nous maintenons que, sans la suspension du sulfate de quinine et l'administration antidotique de l'opium, la mort eût été la terminaison des deux derniers cas, comme elle a été celle des trois autres. Nous sommes donc loin d'assimiler le délire, dans ces deux faits, au délire purement nerveux ou sympathique ; ce délire n'était que le premier symptôme d'une intoxication quinique, ainsi que nous avons démontré qu'il l'avait été chez le malheureux sujet de la troisième observation.

M. Vigla nous dit qu'aucun de ses malades n'a présenté les symptômes bien connus de l'intoxication quinique, c'est-à-dire les vertiges, bourdonnements d'oreilles, visions de bluettes, etc. Nous répondons qu'une dose forte, déterminant une modification immédiate, profonde dans l'organisme, peut fort bien ne pas donner lieu à ces légers symptômes qui annoncent une action superficielle, une sorte d'effleurement par le remède. Nous ajouterons que les conditions de l'état de maladie peuvent altérer notablement les effets physiologiques d'une substance active administrée dans l'état de santé. N'est-il pas naturel de penser que chez un sujet affecté d'une maladie aussi aiguë que la fièvre rhumatismale, dans l'état de surexcitation où se trouve le système nerveux, avec la disposition inflammatoire dont sont alors douées les séreuses de l'économie, l'action toxique du médicament sera beaucoup plus forte, plus immédiate, plus vivement sentie, par conséquent, du côté des méninges ?

M. Vigla ajoute que, depuis quelques années, où l'on emploie le sulfate de quinine à haute dose dans le rhumatisme, on n'a pas vu le rhumatisme devenu plus mortel. Une pareille assertion a lieu de nous surprendre de la part de M. Vigla. N'avons-nous pas lu dans le même article la phrase suivante : « La très-grande rareté de la mort dans le cours de cette maladie est un fait heureusement établi par la science. » D'un autre côté, il déclare que les complications cérébrales (qu'il affirme plus loin se terminer souvent par la mort) « sont bien plus communes qu'on ne l'a supposé, puisque, dans l'espace de trois mois, il a vu trois fois la mort survenir par ces complications. » Que M. Vigla nous dise donc comment il concilie cette très-grande rareté de la mort scientifiquement établie par la tradition médicale, et ces terminaisons mortelles plus communes qu'on ne le pense, puisqu'il en consigne trois en trois mois. — C'est que, lorsqu'il parle de la très-grande rareté de la mort chez les rhumatisants, M. Vigla traduit les souvenirs de ses auteurs et de ses premières études cliniques, tandis qu'il les oublie plus loin en songeant aux faits actuels.

Quoi! le rhumatisme articulaire n'est pas devenu plus mortel depuis quelques années! Mais dans quel auteur trouverez-vous signalés cinq cas de complications cérébrales et trois de mort en quelques mois? Je dirai plus : combien de cas de mort signalerez-vous avant ces dernières années? Le cas de Stoll; et après? Vous croyez vous justifier en disant que le chapitre des complications cérébrales a été oublié. Mais que penseront d'une pareille imputation les mânes de Sydenham, de Cullen, de Stoll, d'Hufeland, de tous ces grands observateurs, de tous ces illustres maîtres dont vous vous vantez d'être l'élève? Nous l'avons dit plus haut, et M. Douzée et M. Dewalsche le répètent sous une autre forme : la mort n'est devenue une terminaison assez souvent observée dans le rhumatisme aigu et l'on n'a fait des autopsies de rhumatisants que depuis le moment où des traitements actifs ont été mis en usage.

Nous ajouterons, et nous croyons l'avoir amplement démontré, que c'est plus particulièrement au sulfate de quinine, à l'abus révoltant qui a été fait de ce médicament à des doses réprouvées par la prudence des anciens maîtres, en dépit de l'observation physiologique et de l'expérience clinique, qu'il faut attribuer les cas trop nombreux de terminaison fatale qui ont été observés depuis quelques années chez les malheureux affectés de rhumatisme articulaire aigu.

Après cette exposition, que nous ne craignons pas d'appeler consciencieuse, des dangereux effets des médications officielles dans le rhumatisme, il nous reste peu de chose à dire.

Nous tenons, toutefois, à faire une remarque : on a vu que, dans la première partie de ce travail, nous avons prouvé notre thèse par des arguments empruntés à nos adversaires eux-mêmes, que nous les avons combattus et confondus avec les armes qu'il nous a été facile de leur dérober sur le vaste champ de bataille, théâtre de leurs luttes incessantes ; on doit reconnaître qu'ils ne nous ont pas moins aidé dans cette seconde partie, les uns par leurs jugements sévères, les autres par l'exposition consciencieuse des faits, et quelquefois par la naïveté de leurs aveux.

Notre conclusion sera courte : si la science et l'art ont le droit de se trouver insultés par la confusion et le doute qui dominent la thérapeutique officielle du rhumatisme aigu, l'humanité, à son tour, a le droit et le devoir de repousser des médications incendiaires aussi bien que les sectaires imprudents ou aveugles qui veulent les lui imposer.

III. Supériorité de la méthode homœopathique.

Avoir fait ressortir l'incertitude et la confusion qui règnent au sein de la thérapeutique officielle, dite *classique*, du rhumatisme articulaire aigu, avoir démontré par les faits les plus éclatants les dangers dont sont menacés les malades *« exposés à ces médications »* (docteur Dewalsche), c'est n'avoir rempli que la moitié de notre tâche. Il ne suffit pas de prouver qu'un édifice est bâti sur le sable et qu'il menace ruine, il faut en fonder un dont la base solide puisse défier toutes les attaques ; ce serait peu de faire toucher du doigt le mal si l'on ne pouvait en même temps montrer le bien se dressant à l'opposé.

Le bien, dans la question qui nous occupe, c'est, tout le monde le comprend, la méthode thérapeutique où se trouveront réunies certitude, précision, innocuité. Eh bien, je le dis sans hésiter, cette méthode existe. Les fondements de l'édifice solide dont j'ai parlé ont été posés il y a un demi-siècle ; cet édifice est debout ; il attend et défie les coups de ses adversaires ; et ceux-ci, au lieu de l'attaquer, se détournent, feignent de ne pas l'apercevoir, et se contentent de lancer quelques expressions calomnieuses à son adresse, en passant, lorsque l'occasion se présente, et encore font-ils en sorte que cette occasion s'offre le plus rarement possible.

Cette méthode, l'*homœopathie*, pour l'appeler par son nom, réalise, disons-nous, certitude et innocuité dans le traitement du rhumatisme aigu.

Pour le démontrer, il est nécessaire de rechercher d'abord les causes auxquelles on doit attribuer l'incertitude des procédés allopathiques et les périls dont leur emploi est entouré; nous indiquerons à cette occasion quelle est la voie raisonnable, scientifique, à suivre pour éviter d'aussi funestes conséquences; nous montrerons enfin que la méthode de Hahnemann est seule entrée dans cette voie qui conduit à la certitude et à l'innocuité dans le traitement des maladies en général, et dans celui du rhumatisme en particulier.

§ 1er. *Conditions de la certitude et de l'innocuité dans la thérapeutique du rhumatisme aigu.*

Quiconque voudra réfléchir aux conditions nécessaires d'une bonne thérapeutique et d'une bonne pharmacologie ne tardera pas à s'apercevoir, en observant les méthodes thérapeutiques officielles en général, et celles du rhumatisme articulaire en particulier, qu'elles ne remplissent nullement ces conditions.

Je fais appel au bon sens, et je dis : Pratiquer un art quelconque suppose quatre notions également nécessaires :

1° Celle du *sujet* sur lequel le talent de l'artiste ou du praticien est appelé à s'exercer ;

2° Celle des *instruments* dont il doit faire usage, et qu'il faut considérer dans leur origine, leurs formes, leur composition, et surtout dans les divers effets qu'ils sont capables de produire ;

3° Connaissance de la meilleure manière d'employer ces instruments, celle aussi de la *dose*, qu'on me pardonne l'expression, à laquelle il faut en quelque sorte fixer l'usage qu'on en fera dans les divers cas donnés ;

4° Et enfin la connaissance des règles qui *indiquent* l'emploi de tel ou tel instrument dans telle ou telle circonstance donnée.

Faisons application de ces règles à l'art médical, et en particulier à l'art médical devant un malade affecté de rhumatisme articulaire aigu.

On ne peut pas raisonnablement concevoir l'art de traiter cette maladie sans les connaissances suivantes :

1° Celle du *sujet souffrant*. Son état sera constaté par un examen attentif et une annotation précise de tous les symptômes. Notons que cet examen, pour être fructueux, ne devra pas se borner à une simple constatation comme par un copiste des phénomènes offerts par le malade ; cet examen doit être intelligent, c'est-à-dire scientifique en même temps que pratique ; aussi suppose-t-il deux notions préalables : celle de l'homme en état de santé, c'est-à-dire de l'anatomie et de la physiologie, et celle de ses maladies, du rhumatisme aigu en particulier, c'est-à-dire de la pathologie.

2° Connaissance des *médications*, c'est-à-dire des instruments au moyen desquels on peut combattre le rhumatisme chez le sujet qui est à traiter. Évidemment le médecin doit avoir étudié ces médications dans leur origine, dans leurs éléments, dans leurs propriétés de toutes sortes, et surtout dans celles qui établissent leurs rapports avec le sujet auquel elles doivent être appliquées, c'est-à-dire, qu'il doit connaître leurs effets sur l'organisme humain, *dans l'état de santé d'abord*, ou phénomènes physiologiques, puis dans l'état de maladie, dans le rhumatisme aigu en particulier, ou phénomènes thérapeutiques.

5° Connaissance du mode le plus convenable de *préparer* les éléments de ces médications, de leur meilleur mode d'administration, de la *dose* précise à laquelle il convient de les employer. *A priori*, les meilleurs modes de préparation et d'administration seront les *plus simples*, ceux qui présenteront les substances médicamenteuses dans l'état de *pureté* le plus parfait ; de là la nécessité de *ne pas les mêler*, afin d'apprécier l'action de chacune d'elles, et d'empêcher qu'ils ne se nuisent réciproquement dans leurs effets. Quant à la dose, elle doit être suffisante pour faire succéder l'état de santé à l'état rhumatismal, c'est-à-dire pour anéantir le rhumatisme sans faire courir au sujet les dangers d'une autre maladie ou d'une terminaison funeste.

4° Connaissance de la loi qui établit les *rapports entre la maladie* du sujet et la *médication* positive à lui opposer. Il est bien évident que l'on aura beau posséder la science pathologique, s'être rendu un compte parfait de l'état de son malade, être très-fort dans la connaissance des effets des médicaments sur l'organisme humain, on n'en sera pas plus avancé si l'on n'a à sa disposition une règle sûre qui dirige dans l'application du remède au cas pathologique, une loi positive qui prescrive, dans un cas de rhumatisme donné avec tels symptômes précis, l'usage d'un médicament offrant aussi telles qualités précises.

En résumé, de la même manière que tout art suppose nécessairement la connaissance du sujet sur lequel il s'exerce, de l'instrument dont il se sert, et des lois qui règlent l'emploi à faire de l'instrument à l'égard du sujet ; ainsi l'art médical, en présence d'un cas de rhumatisme, exige absolument la connaissance de la maladie et du malade à traiter, des médications ou du médicament à employer pour les guérir, de leur mode de préparation, d'emploi, de dosage, et enfin celle de la loi qui indique l'usage de tel médicament dans le cas de rhumatisme donné.

Ou nous nous trompons fort, ou tout le monde comprendra que, sans les conditions que nous avons énumérées, l'art médical n'est plus un art, et l'exercice de la médecine ne devient qu'une routine aveugle. Et que viendra-t-on parler d'une science médicale?

Eh bien, le croira-t on? ces conditions, dont la nécessité est si facile à saisir pour tout le monde, les médecins seuls n'ont pas paru les comprendre, ou, s'ils les ont comprises, ils n'en ont tenu aucun compte. C'est de l'aveuglement, dira-t-on. Oui, sans doute, et un aveuglement qui va jusqu'à refuser de voir, jusqu'à rejeter loin d'eux avec une sorte de dédain, souvent avec des paroles injustes, railleuses ou amères, des collègues qui viennent à eux avec amitié, les appelant fraternellement à l'étude de la nature et à l'observance des lois dictées par la raison.

La preuve de ce que j'avance sera facilement obtenue par quiconque voudra examiner comment la thérapeutique officielle répond aux conditions que nous avons démontré être la base nécessaire de l'art du médecin.

§ II. *Les médications officielles du rhumatisme aigu ne réalisent aucune des conditions de la certitude de l'innocuité dans la thérapeutique du rhumatisme aigu.*

La première condition, la connaissance exacte de la maladie et du malade, est peut-être celle qui est la moins incomplète dans la thérapeutique de nos adversaires; nous devons leur rendre cette justice, que l'histoire naturelle des maladies est peut-être la partie de la science médicale dont ils s'occupent avec le plus de zèle et de succès; mais l'étude du malade lui-même, considéré spécialement comme un sujet à guérir, est bien plus négligée. Il suffit, pour s'en convaincre, de jeter les yeux sur les diverses observations de rhumatisme dont on a semé les publications allopathiques. Qu'on lise, par exemple, celles que renferme le Mémoire déjà cité de M. le docteur Vigla, celles qui sont rapportées par M. le docteur Fabre, organe du professeur Trousseau, comme des exemples de guérisons par la vératrine (1) : les symptômes généraux sont notés d'une manière assez complète, quoiqu'ils laissent encore beaucoup à désirer; mais pour les symptômes locaux, les détails sont nuls. Le vrai thérapeutiste est-il bien avancé quand il sait qu'il y a douleur dans telle articulation avec ou sans gonflement? C'est à cela que se borne la description de l'état local; mais le mot seul rhumatisme articulaire lui en apprend tout autant. Et pourtant, comme le dit avec raison notre vaillant collègue en journalisme, M. Béchet, d'Avignon (2) : « Les cliniciens connaissent tous combien ce mot générique *douleur*, destiné à désigner toutes les altérations de notre sensibilité, reçoit des applications différentes dans la bouche

(1) *Revue médico-chirurgicale*, juillet 1853.
(2) *Revue méd.-homœop.*, 1853, p. 269.

des rhumatisants. M. le professeur Trousseau ne peut ignorer que tel rhumatisant ne trouve du calme dans sa douleur que dans le repos le plus absolu ; que tel autre, au contraire, éprouve le besoin incessant de changer de place la partie affectée ; que celui-ci se trouve très-bien du poids de couvertures chaudes, que celui-là, au contraire, ne peut supporter, sans pousser des cris, seulement le poids du drap qui le couvre ; que dans tel lit gît un rhumatisant dont l'acuité des douleurs est constante, et que dans tel autre le malade est très-bien pendant le jour, et qu'il devient horriblement souffrant pendant la nuit ; que les sueurs, qui sont souvent libératrices et critiques pour l'un, sont au contraire aggravantes pour l'autre. La clinique nous révèle toutes ces singularités et bien d'autres que nous passons sous silence, dans les manifestations de la *douleur*. » Qu'on lise (1) une observation de la même maladie terminée en huit jours par la mort (2), et lue à l'Académie de médecine par M. le professeur Andral lui-même ; on y trouvera la même sobriété de détails : une vive douleur aux deux épaules, avec tuméfaction et teinte légèrement rosée de la peau ; voilà toute la description de l'état local.

Ainsi cet examen attentif et *complet*, cette annotation précise de *tous* les symptômes qui caractérisent l'état d'un malade, première condition de l'exercice de l'art médical, *nous ne les trouvons pas* dans la clinique officielle. Et si nous faisons application au rhumatisme aigu, nous laissons entrevoir quelle lacune considérable reste à remplir, puisque nous avons mon-

(1) Académie de médecine, 1851, séance du 6 août.

(2) Encore une observation de mort ; nous ne l'avons pas citée parce qu'il s'agit d'une femme âgée, épuisée par une pneumonie récente. Notons toutefois : 1° que, malgré cet épuisement, une saignée fut faite, et que le lendemain l'affaissement était extrême ; 2° que peu de jours auparavant, pendant sa pneumonie, la malheureuse avait pris chaque jour, six jours durant, trente-cinq centigrammes de tartre stibié ; 3° que, après la saignée, elle prit, plusieurs jours de suite, 0,60 par jour de sulfate de quinine. M. Andral déclare qu'il a trouvé du pus dans les deux articulations scapulo-humérales. Je crois néanmoins qu'ici encore on peut se demander si la médication n'a pas été plus pernicieuse que la maladie.

tré que l'on cherche en vain l'indication des symptômes les plus caractéristiques chez le sujet qui est à traiter.

Si la connaissance de l'état spécial du malade est insuffisante dans la clinique allopathique, que dirons-nous de celle des médications? Les véritables propriétés des remèdes, leurs effets réels, incontestables, sur l'organisme humain, sont demeurés jusqu'ici un véritable problème, une sorte de mythe pour l'école officielle ; aussi notre grand Bichat a-t-il pu dire avec raison que la matière médicale « n'était qu'un incohérent assemblage d'opinions elles-mêmes incohérentes... un ensemble informe d'idées inexactes, d'observations souvent puériles, de moyens illusoires... » Quelle critique amère et vraie! Comment, en effet, les effets des médicaments sur l'organisme humain pourraient-ils être constatés d'une manière scientifique, lorsqu'on les adresse à un organisme malade, c'est-à-dire, à un sujet chez lequel les troubles liés à son état pathologique doivent être facilement confondus avec ceux que le médicament est susceptible de faire naître? Et, d'ailleurs, y a-t-il eu jamais sur les sujets malades une expérimentation faite d'une manière uniforme? Nullement ; chacun agit à sa guise, tel conduit par telle vue, tel guidé par telle autre vue; d'où il résulte que les expérimentations ne sont plus comparables, que les faits affirmés par l'un sont niés par l'autre, et que le médecin consciencieux, en ouvrant le répertoire des médicaments, demeure d'autant plus embarrassé qu'il trouve une liste plus longue de remèdes dont il ne peut démêler les véritables propriétés.

N'est-il pas évident que, pour connaître les effets d'un médicament sur l'organisme humain, il faut s'adresser à cet organisme dans l'état normal; que, s'il jouit de la meilleure santé, l'on pourra spécifier, de la manière la plus exacte, les troubles que le médicament est susceptible d'apporter, soit dans ses fonctions, soit dans son état physique et dans sa texture intime? S'il est vrai que l'état physiologique offre des différences chez les divers individus, elles ne peuvent, en aucune façon, être comparées à celles qui résultent de la multiplicité des états pathologiques. — On pourra donc, en réunissant les expérimentations faites sur des sujets dans l'état de santé, mais d'âge, de sexe, de tempérament différents, arriver à établir d'une manière scientifique les propriétés réelles des substances médicamenteuses considérées dans leurs rapports avec l'organisme humain, et à constituer une histoire physiologique des médicaments. Ajoutons que l'expérimentation clinique, méthodiquement appliquée sur l'homme malade, viendra compléter avec avantage les expériences physiologiques.

Voilà qui doit paraître clair, intelligible à tous ; et, certes, nos neveux s'étonneront, je pense même que nos contemporains, doués de sens et d'impartialité, doivent s'étonner aujourd'hui qu'il ait fallu attendre jusqu'à la fin du dix-huitième siècle, jusqu'à Habnémann, pour qu'une vérité paraissant aussi simple, aussi naturelle, ait été reconnue. J'ajoute qu'ils seront non moins attristés que surpris en voyant qu'au dix neuvième siècle, lorsque cette vérité a été proclamée et réalisée par le génie et les travaux de Hahnemann. et par ceux de ses disciples, son éclat n'a pu parvenir encore à dessiller les yeux des prétendus thérapeutistes de l'école? Il faut admettre qu'elles sont bien fausses les notions dont on nourrit l'intelligence de l'élève pour empêcher celle du praticien d'être éclairée par la lumière d'une vérité tellement saisissante qu'elle frappe quiconque la reçoit avec un esprit vierge de toute connaissance médicale (1).

Ainsi donc, la seconde condition d'une bonne thérapeutique du rhumatisme, *la connaissance des propriétés physiologiques des médicaments, manque absolument* aux médecins de l'école officielle.

(1) On objectera peut-être qu'il existe certains ouvrages de thérapeutique moderne dans lesquels ont été consacrés quelques articles aux effets physiologiques des médicaments ; mais en lisant ces articles on voit qu'il est question seulement ou d'accidents purement toxiques observés sur l'homme et sur les animaux et constituant de véritables empoisonnements, ou d'effets toxiques à un moindre degré produits par un excès d'action des médicaments administrés à des sujets malades. Quant à une expérimentation sur l'homme sain faite avec intention et établie comme principe d'une bonne thérapeutique, on n'en découvre nulle trace. (V. le *Traité de thérapeutique* de MM. Trousseau et Pidoux.)

Examinons maintenant le mode de préparation, d'administration et de dosage. Est-il besoin de rappeler ici que cette loi si naturelle de la préparation *la plus simple* des médicaments, de leur administration dans l'état de pureté et de simplicité le plus grand, a été constamment oubliée par la plupart des médecins, malgré les sages remontrances des Schwilgué, des Fourcroy, des Pinel, des Bichat? Ces grands hommes ont combattu de toutes leurs forces les mélanges de médicaments, qui, d'une part, empêchent « qu'on puisse rien saisir d'exact sur leurs véritables propriétés (1); » et qui, d'autre part, « peuvent entraver leurs actions réciproques, quoiqu'ils ne se décomposent point (2). » Et cependant les mélanges de la polypharmacie sont plus que jamais à l'ordre du jour dans les ordonnances allopathiques. N'avons-nous pas vu, à propos de la discussion académique, le docteur Levrat (de Lyon) se louer infiniment de l'emploi de pilules composées à la fois de colchique, de sulfate de quinine et d'extrait d'opium chez les sujets affectés de rhumatisme articulaire aigu? Toutefois, avouons-le, dans le traitement du rhumatisme aigu, comme dans celui des fièvres intermittentes, les praticiens de l'école, recherchant un prétendu spécifique de la maladie, et espérant l'avoir trouvé dans chacun des médicaments dont ils se servent, se sont assez généralement bornés à l'emploi du remède qu'ils considèrent comme tel ; cela explique la plus grande rareté du mélange de médicaments dans cette maladie. Ce n'est pas, en effet, par respect pour le principe général que nous avons posé plus haut; car les mêmes médecins qui viennent de prescrire isolément le sulfate de quinine, l'opium, le nitre, etc., aux rhumatisants, nous les verrions un instant après aligner deux, trois et un plus grand nombre de médicaments les uns au-dessous des autres dans une même formule.

Nous arrivons à l'examen des *doses*, question d'une haute importance ; car, outre l'influence que la dose possède au

(1) Fourcroy, *Traité sur l'art de connaître et d'employer les médicaments.*
(2) Schwilgué, *Traité de matière médicale.*

point de vue thérapeutique, elle en peut exercer une autre plus grave si elle est trop élevée, en transformant l'action thérapeutique en action pathogénique ou toxique; quelquefois même elle peut occasionner la mort. Nous n'avons malheureusement pas beaucoup à insister ici pour la démonstration de cette triste vérité, car nous traitons du rhumatisme articulaire aigu, et nous avons signalé dans cette maladie des exemples nombreux de terminaison fatale due manifestement à des doses trop élevées des agents médicamenteux employés pour la combattre. Mais laissons de côté les plus graves accidents ; interrogeons les milliers de rhumatisants qui se succèdent dans les hôpitaux et dans la pratique civile, et qui sont soumis à des pertes de sang considérables, ou qui sont gorgés de quantités énormes de nitrate de potasse, de sulfate de quinine, de tartre stibié, de vératrine : combien en trouverions-nous qui font dater de l'époque de leur malheureux rhumatisme, les uns un état de faiblesse constant, les autres des souffrances gastralgiques variées, des accidents céphalalgiques, des bourdonnements d'oreilles, etc., etc.? Nous ne craignons pas d'affirmer que les constitutions exceptionnelles seules peuvent supporter, sans en éprouver de fâcheuse atteinte, soit d'aussi grandes pertes de sang, soit des doses aussi élevées de médicaments actifs.

Que si nous entrons plus profondément dans la question, à propos du traitement du rhumatisme aigu, nous dirons que c'est peut-être la maladie où la dose des substances actives doit être le plus ménagée, et où, par conséquent, toute médication perturbatrice offre le plus de dangers. En effet, que voyons-nous dans cette affection ? un principe morbide, qui, tout en déterminant un trouble général, cherche à se traduire par des lésions locales ; mais qui hésite, se promène, quitte un lieu pour un autre, se portant ordinairement sur le tissu fibro-séreux des articulations des membres, mais pouvant atteindre celles d'articulations plus importantes, à cause des organes qui les avoisinent, comme celles du rachis ; venant aussi quelquefois, et d'une manière exceptionnelle, attaquer des organes internes plus importants, dont la texture est analogue à celle des enveloppes articulaires, mais dont l'inflammation peut engendrer des accidents beaucoup plus graves que ceux des articulations. Qui ne s'aperçoit, dès lors, combien il importe de diriger de la manière la plus douce l'affection rhumatismale dans la voie la moins dangereuse, qui est en même temps celle qu'elle a une tendance naturelle à suivre ; combien il est surtout nécessaire d'éviter toute médication perturbatrice dont l'un des effets possibles serait de provoquer une déviation de la maladie de ses voies ordinaires, d'où elle pourrait se jeter sur des organes plus importants? Quelle nécessité plus grande encore il y a de rejeter toute dose un peu élevée de médicaments que leur action physiologique a montrés capables de congestionner le cerveau ou les poumons, sous peine de voir se produire ou une métastase, ou une extension de la maladie sur les organes principaux de la vie, sous peine enfin de voir le rhumatisme se terminer d'une manière fatale? Et maintenant, est-il donc bien difficile de se rendre compte des graves accidents, le plus souvent mortels, que nous avons eu la douleur de constater chez les sujets ayant pris de hautes doses de sulfate de quinine ou d'opium? Un peu de réflexion ne devait-il pas faire immédiatement prévoir qu'il en serait ainsi? Des résultats contraires auraient pu seuls nous étonner, tant ils eussent été en opposition avec ceux que font prévoir de saines notions en physiologie et en pathologie.

En résumé, nous voyons que la troisième condition d'une bonne thérapeutique, celle d'une préparation et d'une administration convenables des médicaments est un peu plus satisfaisante, sous certains rapports, dans le traitement classique du rhumatisme aigu que dans celui des autres maladies, en ce sens que ces médicaments sont administrés généralement d'une manière isolée ; mais que la condition si importante de l'emploi de doses incapables de mettre en danger l'existence ou la santé des sujets a été constamment oubliée, ce qui explique les terribles conséquences que nous avons vues résulter de l'usage de certaines médications officielles.

Mais admettons que le médecin allopathe possède une connaissance bien exacte de l'état de son malade, des effets physiologiques des médicaments, de leur meilleur mode d'administration et de dosage ; il reste une condition indispensable à remplir, celle que les précédentes n'ont fait que préparer, et sans laquelle elles demeurent complétement inutiles. Nous voulons parler de la loi qui régit les rapports de la maladie et du malade avec la médication ou avec les médicaments qui peuvent les guérir, de la *loi des indications.*

Disons-le tout d'abord, cette loi n'existe pas dans la médecine officielle ; et pourtant quelle nécessité fut plus évidente? Examinons le chapitre des indications dans les traités de pathologie générale ou spéciale : qu'y trouvons-nous? ce que l'on trouve là où ne règne pas la loi, le désordre et la confusion. Pour le démontrer, nous ne pouvons faire mieux que de répéter, à propos de la thérapeutique du rhumatisme, ce que dit notre honoré collègue, M. le docteur Tessier, en parlant du traitement classique du choléra (1) : « Les uns appellent *indications* les explications qu'ils donnent de la maladie ; les autres ont pour toutes les maladies certaines indications banales qui répondent à cinq ou six médications corrélatives ; d'autres font de chaque symptôme l'indication spéciale d'une médication particulière ; d'autres enfin tirent leurs indications de la nature intime, de la cause inconnue et inconnaissable de la maladie, et cherchent le spécifique dont l'action inconnue triomphera de la nature inconnue de la maladie. »

L'explication que le médecin donne d'une maladie, c'est-à-dire sa nature supposée, nous savons déjà si elle varie suivant les écoles et même suivant les individualités médicales : la grande discussion académique nous a suffisamment instruits à cet égard pour le rhumatisme articulaire aigu. Nous y avons vu que cette maladie constitue, pour les uns, comme MM. Bouillaud, Piorry, Rochoux, l'*inflammation type;* que pour d'autres, comme MM. J. Guérin, Martin Solon, Bouchardat, elle est une inflammation, mais d'une nature *toute spéciale;* que, par contre, M. Grisolle déclare ne voir dans l'inflamma-

(1) *Recherches cliniques sur le traitement de la pneumonie et du choléra par la méthode de Hahnemann*, p. 275.

tion qu'un *accident* du rhumatisme, un *élément surajouté* à la maladie; que pour un grand nombre d'autres praticiens, le rhumatisme aigu est une maladie spéciale. *sui generis, de la nature des fièvres, se traduisant souvent, mais non nécessairement, par des lésions inflammatoires*. Telles sont les principales manières d'envisager la nature de la maladie rhumatismale; j'en passe d'autres, sans compter les variétés dans chacune d'elles.

Il est facile de prévoir quelles discordances, quelles contradictions devront régner dans une série de médications fondées sur l'indication de ce qu'il y a de plus variable au monde, l'opinion individuelle. Aussi, nous le savons, ceux qui voient dans le rhumatisme aigu le type de l'inflammation emploient contre cette maladie tout le cortége des antiphlogistiques, et principalement les saignées coup sur coup, ajoutant à leur première erreur théorique cette erreur pratique plus funeste, parce qu'elle retombe sur les malades, de traiter toutes les inflammations par les émissions sanguines; car admettons que le rhumatisme aigu soit de nature inflammatoire, il n'est nullement prouvé que les émissions sanguines doivent être indiquées parce qu'elles réussiraient, supposons-le, dans une autre maladie inflammatoire, comme la pneumonie. En face des honorables académiciens qui affirment *la nécessité d'un grand nombre de saignées*; en présence d'une formule déclarée par l'un d'eux obligatoire, nous avons vu de respectables maîtres dire hautement que les saignées sont bonnes seulement comme *moyen accessoire* pour combattre un élément accessoire de la maladie; que les saignées répétées, loin de mieux guérir, sont susceptibles de prolonger la convalescence et d'exposer à de sérieux accidents Parmi ceux qui rejettent le rhumatisme aigu du cadre des phlegmasies et qui le regardent comme une maladie *sui generis* que l'on peut comparer sous certains rapports aux fièvres essentielles ou éruptives, les uns s'appuient sur d'autres éléments d'indication pour leur traitement; quelques-uns ont la prétention d'agir sur le principe du mal : ainsi M. Dechilly croit attaquer, attirer en quelque sorte au dehors et expulser la cause morbifique par des vésicatoires; d'autres, comme M. Parchappe, de l'Académie, M. le professeur Gouzée, à Anvers, pensent que l'on ne peut pas songer à arrêter la marche des maladies de cet ordre, et que l'on doit s'en tenir à la méthode expectante.

Que l'on juge après cela de la valeur de cette belle indication, la nature de la maladie, cette base, dit le professeur Piorry, de la thérapeutique *rationnelle*. Mais nous ne voulons pas laisser passer cette expression sans protester ici de toute notre énergie. Nous regrettons de voir prostituer en quelque sorte cette belle épithète qui semble rendre la raison responsable des vues erronées ou systématiques, des utopies dans lesquelles toute individualité peut se laisser entraîner. La raison, messieurs de l'école, la raison domine vous et vos systèmes : veuillez donc, plus modestes, abandonner l'expression superbe dont vous décorez si improprement la thérapeutique de vos vues individuelles et de vos idées personnelles.

Certains médecins, avons nous dit plus haut, instituent leurs médications d'après cinq ou six indications banales que l'on trouve dans toutes les maladies. « Pour toutes les maladies, dit M. Chomel (1), c'est, selon nous, le caractère inflammatoire, bilieux, muqueux, adynamique ou ataxique qui doit déterminer, parce que le caractère d'une maladie importe autant et quelquefois plus que le genre, à son traitement. Une maladie, *quel qu'en soit le genre*, présente-t-elle les symptômes généraux de la fièvre inflammatoire, c'est la saignée et le régime antiphlogistique que l'on emploie ; a-t-elle le caractère adynamique, c'est aux excitants et aux toniques qu'il faut recourir ; est-elle légitime, c'est-à-dire n'offre-t-elle que les symptômes généraux qui lui sont propres, sans aucun des signes qui caractérisent la fièvre inflammatoire, adynamique, etc., le repos et une diète légère sont le plus souvent les conditions utiles à la guérison : encore ne sont-elles pas toujours indispensables, comme on le voit dans la rougeole, l'érysipèle, le catarrhe pulmonaire, etc. »

(1) *Pathologie générale.*

Voilà ce que M. Chomel et son école appellent aussi faire de la médecine rationnelle. Comment M. Chomel n'a-t-il pas reçu les hommages empressés, je ne dis pas seulement de tous les jeunes praticiens, de tous les élèves en médecine, mais de tous les gens intelligents ou attentifs, pour cette merveilleuse simplification de la médecine qu'il est venu révéler, je ne dis pas au corps médical, mais au monde, car la médecine ne devient-elle pas ainsi à la portée de tous, médecins ou non? Quoi! il suffit de connaître les états inflammatoires, bilieux, muqueux, adynamiques, etc., etc.; il suffit de savoir manier les quelques médications correspondantes à ces états, d'appliquer à la maladie le *laisser faire* et le *laisser passer* quand elle ne présente aucune des complications susnommées; et l'on devient ainsi un praticien consommé dans l'art de guérir les maladies aiguës! Mais à quoi bon étudier pendant tant d'années et le corps humain et ses désordres, et la nosologie, et le diagnostic, et la matière médicale? Une garde-malade intelligente n'en saurait-elle pas bientôt autant que nous?

Appliquée au traitement du rhumatisme articulaire aigu, une pareille indication, on l'avouera, ne mérite pas d'examen sérieux. Elle est la négation pure et simple de la thérapeutique du rhumatisme, en tant que maladie indépendante des états morbides signalés plus haut.

Que dirons-nous des indications tirées de chaque symptôme, si ce n'est qu'elles engendrent la confusion dans tous les sens? Il faudrait, pour qu'une pareille indication donnât quelques résultats avantageux, que la corrélation fût toujours telle entre les symptômes, que les moyens dirigés contre les uns concordassent parfaitement avec ceux qui sont opposés aux autres : or c'est le contraire qui s'observe. Aussi, quel triste spectacle offre une thérapeutique fondée sur des indications aussi éphémères et souvent discordantes! Un jour on oppose aux symptômes fébriles et inflammatoires la saignée et les boissons émollientes, aux douleurs, l'opium et les applications opiacées ou belladonnées; le lendemain on combat les symptômes d'embarras gastriques par des vomitifs ou des purgatifs; le surlendemain, si le malade est faible, on lui administre le quinquina ; la réaction reparaît-elle, on saigne de nouveau, sauf à revenir au quinquina, et même au fer un peu plus tard pour réparer le mal fait par la saignée. On agit de même dans toutes les maladies aiguës, et il faut avouer que c'est encore une simplification notable de la médecine. Ne nous étonnons donc plus si, dans le monde, tant de personnes, sans avoir jamais fait d'études spéciales, veulent et peuvent quelquefois traiter des malades aussi bien que les médecins.

Mais est-ce là de la médecine, de la vraie médecine, qui doit être basée sur une connaissance parfaite des maladies et sur celle des propriétés des substances médicamenteuses ?

J'arrive aux indications tirées de la nature intime, de la cause supposée réelle de la maladie, de sa spécificité.

Au premier abord, nulle indication ne vaut cette dernière ; quel moyen de guérison plus désirable que celui qui attaque *directement* le mal dans sa cause, dans son essence ? N'est-ce pas là la vraie médecine rationnelle ? Et cependant, d'une part, les médecins sont à la recherche des spécifiques dont ils comprennent toute l'importance, et, d'autre part, ils déclarent la médication spécifique opposée à la médication dite rationnelle (que nous avons caractérisée plus haut) ; c'est-à-dire qu'ils offrent le singulier spectacle de gens qui préfèrent à une méthode de traitement, qu'ils ont appelée rationnelle, autrement dit conforme à la raison, la méthode qui lui est directement opposée, c'est-à-dire contraire à la raison. Nouvelle preuve de la solidité de leur rationalisme.

L'indication dont nous parlons n'en est pas une en réalité, car elle repose sur la connaissance d'une chose inconnue et *inconnaissable*, l'essence des maladies. Il y a pourtant, dira-t-on, des spécifiques connus ; ces médicaments, parmi lesquels on range le mercure, le quinquina, le fer, sont même regardés comme les instruments les plus merveilleux de guérison que possède la médecine. Cela est vrai, au moins jusqu'à un certain point ; mais ce qui ne l'est pas moins, c'est que leur vertu n'a nullement été reconnue d'après l'indication de leur rapport avec la nature intime des maladies qu'ils guérissent ; cette indication n'est qu'une hypothèse qui a été émise plus tard pour expliquer une découverte due au hasard, un fait purement empirique. Il en a été de même pour les prétendus spécifiques du rhumatisme aigu. C'est tout bonnement au hasard qu'est dû l'honneur de leur invention ; l'expérimentation sur les malades a fait le reste.

Je le demande, n'est-ce pas la condamnation la plus manifeste de la thérapeutique officielle, que de la voir mettre avant toute autre la médication purement empirique, la médication par des substances qui agissent *on ne sait comment*, que le hasard a fait découvrir, et dont l'usage pour quelques-unes a été emprunté à des peuplades sauvages? Le spécifique, c'est le *nec plus ultrà* de la médecine allopathique ; la médication rationnelle, que nous avons vue si fière, s'incline devant lui.

Mais au moins méritent-ils réellement la haute suprématie thérapeutique dont quelques médecins se plaisent à les doter? Déjà, dans un précédent travail, nous avons montré que la spécificité du sulfate de quinine dans la fièvre intermittente était loin de s'étendre à toutes les formes de cette maladie; la valeur thérapeutique des médicaments dits spécifiques du rhumatisme est bien autrement bornée. Constatons d'abord que la spécificité de chacun d'eux est loin d'être admise par tous. En effet, M. le docteur Bouchut s'exprime ainsi dans sa leçon clinique déjà citée : « En dehors de certaines médications *rationnelles* du rhumatisme articulaire aigu, et dont l'importance ne saurait être contestée, il y a des médications *empiriques* et *spécifiques* qui ont le privilége de guérir vite et bien cette maladie, sans qu'on sache précisément *pourquoi elles guérissent* et par quel chemin elles ont agi. De ce nombre sont le sulfate de quinine, le nitrate de potasse et la vératrine. » On s'étonnera sans doute d'avoir vu M. Bouchut mettre le nitrate de potasse au nombre des spécifiques qui guérissent vite et bien le rhumatisme, quand on lira la phrase suivante, qui vient immédiatement après celle que nous venons de citer : « Nous avons essayé plus d'une fois le nitrate de potasse sans avoir à nous en féliciter, sans pouvoir arrêter la phlegmasie rhumatismale... » La conclusion de son article, c'est que la vératrine est certainement un des meilleurs spécifiques du rhumatisme. Nous avons déjà montré, d'autre part, que, pour M. Martin Solon, le nitrate de potasse est le premier des spécifiques anti-arthritiques; il est, en outre, pour lui un moyen rationnel par la puissance qu'il lui suppose de dissoudre l'excès de fibrine contenu dans le sang des rhumatisants. Nous savons aussi que M. le docteur Aran a montré l'inanité des prétentions de la vératrine à détrôner la spécificité du sulfate de quinine. Rappelons enfin que plusieurs éminents praticiens, entre autres M. le professeur Bouillaud, M. le professeur Piorry, nient complétement l'action thérapeutique des trois agents qui sont, nous venons de le montrer, regardés comme de merveilleux spécifiques par le plus grand nombre de leurs collègues. Parlerons-nous de la spécificité du colchique, du tartre stibié, vantée par quelques médecins, niée absolument par le plus grand nombre? Nous allions oublier aussi les vésicatoires, à l'aide desquels M. Dechilly (1) prétend agir sur la cause rhumatismale.

Il faut avouer que voilà des spécifiques dont la valeur réelle doit faire l'objet de bien des doutes; le charme ne tarde pas à tomber quand on parcourt les pages trop nombreuses écrites pour et contre.

Eh bien, nous serons plus justes pour ces divers médicaments que les allopathes ne le sont eux-mêmes. Moins admirateurs sans doute que certains d'entre eux de telle ou telle substance qu'il leur a plu d'entourer de l'auréole de la spécificité, nous nous garderons bien aussi de nier complétement l'action thérapeutique de chacune d'elles, ainsi que le font, d'une manière assez peu courtoise pour des frères en doctrine, et dans tous les cas nullement scientifique, les personnages éminents de l'école et de l'Académie. C'est qu'en effet une sorte de vertu anti-rhumatismale réside bien réellement dans le quinquina, le nitrate, le tartre stibié, la vératrine, le colchique; seulement l'erreur consiste à trop généraliser l'action de ces médicaments et à l'étendre au rhumatisme *en général*, tandis que la vérité est que cette action *est restreinte à cer-*

(1) Rapport de M. Martin Solon à l'Académie de médecine.

taines formes de la maladie déterminées pour chacun d'eux.— Nous verrons plus loin que cette détermination des rapports entre les formes de la maladie rhumatismale et les médicaments susceptibles de les combattre chacune en particulier, est établie par la loi homœopathique; c'est elle, la grande loi des semblables, qui justifie jusqu'à un certain point la spécificité accordée par certains médecins aux agents susnommés, en même temps qu'elle excuse l'abandon des mêmes substances fait par d'autres dans des cas où l'absence de similitude s'est opposée à toute action thérapeutique de leur part.

Ces explications démontrent combien est vaine cette indication tirée de la nature intime du mal, qui en impose d'abord par son apparente rationalité, et qui n'est que l'indication du hasard, que l'empirisme déguisé sous le nom trompeur de spécificité.

Telles sont les indications, s'il nous est permis d'employer une pareille expression, qu'il nous a été possible de découvrir dans les procédés de la thérapeutique dite classique du rhumatisme aigu. Nous avons prouvé sans réplique, nous le croyons, qu'aucune d'elles ne peut soutenir un sérieux examen; qu'elles reposent toutes sur des bases fausses, contradictoires; qu'elles se résolvent toutes, soit dans l'empirisme pur, soit dans des vues, des idées toutes personnelles, excessivement variables, et rapportées modestement à la rationalité par chacun de ces inventeurs d'idées. — La conséquence de tout cela, c'est, comme nous l'avons dit en commençant, l'absence de toute loi d'indications, le désordre en thérapeutique.

Nous nous résumons. Nous avons établi les conditions naturelles, raisonnables, et par conséquent acceptables par tous, d'une bonne thérapeutique dans un cas de rhumatisme donné, savoir : la connaissance complète de la maladie rhumatismale et du malade qui en est affecté; la science des propriétés physiologiques et thérapeutiques des médicaments susceptibles d'être opposés à la maladie; les notions relatives au meilleur mode de préparation, d'administration et de dosage de ces substances; la connaissance enfin de la loi qui règle les rapports des indications présentées par l'état du malade avec les médications corrélatives. Nous avons démontré que la première de ces conditions n'est remplie que d'une manière incomplète par la thérapeutique allopathique; que la seconde peut être considérée comme nulle, ce qui veut dire que l'arme dont se sert le thérapeutiste lui est en réalité inconnue; que la troisième n'est point comprise, malgré son importance et malgré les dangers qu'entraîne l'ignorance de cette condition; que la quatrième, enfin, la grande loi qui régit toute la thérapeutique, n'existe pas.

En voilà plus qu'il ne faut, sans doute, pour expliquer, par les voies de la raison, l'incertitude et les dangers que l'examen des faits nous avait déjà révélés dans la thérapeutique officielle du rhumatisme articulaire aigu.

§ 5. *La méthode homœopathique satisfait à toutes les conditions de la certitude et de l'innocuité dans le traitement du rhumatisme aigu.*

Nous allons démontrer maintenant que la méthode homœopathique satisfait complétement aux conditions que nous avons énumérées; cette démonstration viendra ainsi à l'appui des faits que notre pratique offre journellement aux yeux de quiconque veut se donner la peine de les observer.

Opposons les procédés de la méthode de Hahnemann à ceux de la thérapeutique de l'école.

Les deux conditions premières qui sont imposées au praticien homœopathe sont : la connaissance la plus complète des maladies, et celle non moins complète des propriétés physiologiques des médicaments. Ainsi, avant tout, le médecin homœopathe doit être profondément versé dans l'étude de la pathologie et dans celle de la matière médicale.

Mettons-le maintenant en présence d'un malade affecté de rhumatisme articulaire aigu.

Examen du malade.

Son premier devoir, avons-nous dit, c'est de connaître de

la manière la plus parfaite *l'état du sujet* qu'il a sous les yeux. N'oublions pas qu'il a déjà fait une étude approfondie et complète de la nosologie. Aidé de ces connaissances nosologiques, et s'armant de tous les moyens nécessaires pour étudier et analyser d'une manière scientifique les différents symptômes présentés par ce malade, il ne tarde pas à constituer dans son esprit, au moyen d'une classification méthodique de ces symptômes, un tableau synthétique dans lequel il reconnaît la maladie en même temps qu'il y trouve la notion précise de la forme spéciale de cette maladie chez le sujet qu'il a devant lui. C'est ainsi qu'après avoir constaté chez le malade l'existence d'une affection du tissu fibro-séreux des articulations, accompagnée de douleur, d'une fluxion sanguine plus ou moins prononcée, avec un certain degré de fièvre, après avoir noté la mobilité plus ou moins marquée dans la marche de cette affection, il conclut à l'existence d'un rhumatisme articulaire aigu.

Mais la connaissance, chez un malade, de l'existence d'une fluxion articulaire mobile avec fièvre, suffisante pour indiquer l'existence d'un rhumatisme aigu, suffisante aussi à l'empirique pour la traiter, est loin de satisfaire le véritable thérapeutiste et le médecin hahnemannien. Il lui faudra reconnaître et préciser :

D'une part, *dans l'état local :*

Le siége du mal : quelles articulations sont prises, et quel est le tissu affecté dans chacune d'elles; l'état physique des articulations malades, leur volume, leur forme, leur coloration; les caractères ou la modalité de la douleur, savoir : leur nature ou leur espèce indiquée par une comparaison, leur continuité ou leur intermittence, leurs exacerbations et leurs rémissions, sous telle ou telle influence; le mode et le degré de mobilité de l'affection.

D'autre part, quant à *l'état général :*

La fièvre, sa modalité; et, à ce propos, l'état de la peau, sa sécheresse ou l'abondance des sueurs; l'existence, le degré, le caractère des phénomènes nerveux; la présence ou l'absence des symptômes gastriques.

Ajoutons à ce tableau :

Les *complications* du côté de l'état local et de l'état général;

La *marche* de la maladie, ses prodromes, son cours plus ou moins régulier, l'acuité de ses progrès ou la lenteur de son allure; sa tendance à une terminaison franche ou sa velléité de passer à l'état chronique;

La nature des *causes* prédisposantes et déterminantes ;

Enfin l'indication de ce qui est tout à fait *personnel* au sujet malade : son âge, son sexe, ses habitudes, sa constitution, son tempérament, sans oublier son état moral, et enfin ses antécédents personnels ou héréditaires.

Tel est résumé, dans ses traits principaux, le travail nosographique demandé au vrai médecin homœopathe qui se trouve en présence d'un malade affecté de rhumatisme articulaire aigu.

Je dis à dessein travail nosographique, parce qu'il ne s'agit pas d'un tableau inintelligent, d'une copie brutale à exécuter d'après un modèle donné ; c'est une œuvre raisonnée qui ne peut s'opérer qu'au flambeau de la science des maladies ; éclairé par elle, le praticien peut démêler les nombreux symptômes présentés par le sujet malade, déterminer leurs caractères, marquer leur importance relative et les subordonner les uns aux autres; puis les réunir et les comparer, de manière à poser un diagnostic précis, c'est-à-dire reconnaître dans l'ensemble de ces symptômes une entité pathologique, offrant certains caractères qui établissent l'individualité du cas particulier qu'il a à traiter.

La science pathologique est encore ici nécessaire au praticien homœopathe, pour qu'il puisse lier dans son esprit l'état présent du malade avec l'état qui l'a précédé, comme avec celui qui doit le suivre. C'est ainsi qu'il lui sera permis de connaître la marche qu'a suivie la maladie, de prévoir le cours des accidents futurs et les terminaisons possibles, d'établir dès lors son pronostic, d'apprécier la valeur du traitement qu'il va employer, et de mettre autant que ce sera possible sa médication en rapport non-seulement avec l'état actuel du sujet, mais avec l'ensemble de sa maladie, d'après les règles connues et prévues de son évolution.

Ainsi on aura scientifiquement, *médicalement* établi l'état du rhumatisant. Nos adversaires peuvent-ils se vanter d'apporter le même soin dans cette œuvre?

Étude des médicaments.

La seconde condition, celle qui a été plus spécialement imposée par Hahnemann à ses disciples, est la connaissance aussi complète que possible des *moyens de traitement*, des médications ou plutôt des substances médicamenteuses dont l'emploi peut être indiqué.

Nous avons déjà montré que ces instruments du médecin, appelés médicaments, devaient être connus de lui dans toutes leurs propriétés, indépendamment de toute application thérapeutique, c'est-à-dire qu'ils devaient être connus dans leurs effets purement physiologiques; nous avons ajouté que de pareilles notions ne pouvaient être acquises que par une expérimentation méthodique faite sur des sujets en bonne santé. Nous n'avons pas besoin de nous appesantir sur la démonstration de cette vérité dont l'évidence paraît telle qu'on comprend bien difficilement, nous le répétons, que Hahnemann se soit trouvé le premier à en reconnaître la nécessité. Ce n'est pas non plus ici le lieu de dire comment ce grand homme est arrivé à la formuler. Nous rappellerons seulement que, joignant l'exemple au précepte, il a entrepris et mené à bonne fin ce travail herculéen de l'expérimentation physiologique d'un grand nombre de médicaments, et qu'il a ainsi fondé à lui seul ce magnifique édifice de la *matière médicale* en six volumes. Pour agrandir cet édifice, tout disciple de Hahnemann doit apporter sa pierre ; il doit faire emploi de son travail, de son intelligence, pour le perfectionner. Mais cela suppose que déjà il le connaît dans toute son étendue, dans tous ses détails ; œuvre difficile et aride, mais aussi indispensable qu'elle est pénible.

C'est ainsi, armé des matériaux à lui fournis par l'œuvre immense de Hahnemann, armé de ceux trop peu nombreux encore que les disciples de ce grand homme, moins travailleurs ou moins heureux, y ont ajoutés et de ceux qu'il a pu recueillir lui-même; c'est ainsi, disons-nous, que le médecin homœopathe doit se présenter au lit du malade. En face d'un rhumatisant, après avoir établi scientifiquement sa maladie et déterminé médicalement son état d'après les règles que nous avons posées, il doit fouiller aussitôt dans sa mémoire et chercher à y lire en quelque sorte à livre ouvert cette grande œuvre de la matière médicale dont il doit être pénétré; il ne tardera pas à découvrir le médicament dont les propriétés, d'après les indications fournies par la loi homœopathique, recommandent l'emploi dans le cas de rhumatisme qu'il a sous les yeux.

Cette connaissance des véritables propriétés des instruments destinés à guérir les maladies en général et le rhumatisme en particulier, nous avons montré qu'elle est nulle dans la médecine allopathique; ce que nous venons de dire prouve le degré d'importance qu'attache à cette notion la doctrine homœopathique; en effet, elle lui sert de base. Ce simple rapprochement ne fait-il pas déjà ressortir la supériorité de la méthode de Hahnemann sur toutes les autres?

C'est ici le lieu de rappeler les paroles suivantes prononcées par M. Marchal (de Calvi), agrégé de la Faculté de Paris, argumentant la thèse de notre confrère, le docteur Léon Simon fils: « On ne trouve rien de satisfaisant, dit-il, sous le rapport de la matière médicale dans l'enseignement officiel. Sur les *spécifiques* surtout et sur leur action absolue, tout ce que nous savons, *nous le devons aux travaux des homœopathes*. Dans ceux des médecins que vous me permettrez d'appeler *légitimes*, depuis Hippocrate jusqu'à nos jours, *on ne trouve absolument rien*. »

Loi des indications.

L'état du sujet a été médicalement constaté par le médecin homœopathe; les propriétés pathogénétiques des médicaments sont présentes à sa mémoire; il lui reste à appliquer la loi qui régit l'usage à faire de ces médicaments dans le cas donné. Nous allons rechercher cette loi, ou, en d'autres termes, *le rapport* qui existe *entre les indications* présentées par l'état du sujet et *les médications correspondantes* à cet état. Cette loi des indications est la clef de la thérapeutique ; elle seule, bien établie, peut donner au traitement des maladies un véritable cachet scientifique. Cette loi, nous l'avons vainement cherchée dans la thérapeutique des écoles actuelles (1) : Hahnemann a eu l'honneur de la découvrir ; elle est le fondement de sa doctrine, elle lui a donné son nom ; c'est la grande loi des *semblables*. Quand nous disons qu'il l'a découverte, nous ne voulons pas dire qu'il l'a inventée : il a prouvé lui-même, et il suffit de feuilleter les pages du grand livre de la tradition médicale pour s'en convaincre, il a prouvé que cette loi, méconnue jusqu'alors, entrevue seulement par le génie de quelques hommes, comme Hippocrate, Paracelse, Stahl, avait en quelque sorte gouverné à leur insu la pratique heureuse des médecins les plus illustres, qu'elle rendait compte des guérisons les plus remarquables obtenues par eux, et que, en dehors de ces guérisons par l'exercice d'une homœopathie involontaire, la thérapeutique allopathique n'offrait qu'une vaine palliation des accidents, ou bien restait sans influence sur l'évolution naturelle de la maladie quand elle n'entravait pas sa marche vers la guérison. « Ainsi, — dit Hahnemann en terminant un long exposé de guérisons homœopathiques dues au hasard, — plus d'une fois on s'est approché de la grande vérité, mais on n'est jamais allé au delà de quelque idée passagère... (2) »

Et à ce propos nous demandons la permission de rappeler ces éloquentes paroles prononcées tout récemment par M. le

(1) Nous disons à dessein *actuelle*, car les écoles anciennes n'ont été que trop asservies à une loi d'indication. Mais cette loi n'étant qu'une pure hypothèse fondée sur une abstraction de l'esprit ou sur une observation incomplète des lois de la nature, variait suivant chaque école, et ne pouvait conduire, comme elle l'a fait, qu'à des résultats faux et déplorables dans la pratique.

(2) Hahnemann, Préface de l'*Organon*, p. 52-110.

professeur Dumas et dont l'application me paraît ici flagrante :

« . . . . . La Providence a semé sur nos pas une multitude de particularités, de faits vulgaires, que le commun des hommes remarque à peine, que le génie sait féconder, d'où il tire ses plus sublimes inspirations. Ces premiers linéaments de toute grande découverte, il n'est donné à personne de s'en passer ; mais, pour les mettre en œuvre, le travail d'un puissant esprit n'est pas moins nécessaire ; *et si, pour dévoiler les lois qui régissent l'univers, il suffit d'une pomme qui tombe, il faut pourtant qu'un Newton soit témoin de la chute* (1). »

Cet hommage si dignement rendu au grand Newton, nous blâmerez-vous, messieurs, de le renvoyer à notre grand Hahneman? Oui, la loi des semblables a toujours régi la vraie thérapeutique, dans tous les temps ; le génie de quelques hommes seulement l'a entrevue ; le génie seul de Hahnemann l'a nettement aperçue.

Rentrons maintenant dans la question spéciale qui fait l'objet de ce travail ; appliquons la loi de similitude au traitement du rhumatisme articulaire aigu.

Cette loi, pour son application, demande évidemment deux tableaux corrélatifs et également complets : l'un présentant les symptômes de la maladie rhumatismale à traiter, et l'autre offrant un ensemble de phénomènes analogues produits chez un sujet en bonne santé par l'usage d'un médicament.

Ces deux tableaux doivent être scientifiquement établis. Ainsi, « l'état du malade devra être, dit M. Tessier, constaté avec toutes les ressources de la nosographie, de l'étiologie, de la séméiotique et de l'anatomie pathologique. Chacun des phénomènes morbides, étudié en lui-même et dans ses rapports avec ses autres phénomènes, occupera dans le tableau l'ordre hiérarchique qui lui appartient. Le présent se liera naturellement au passé et à l'avenir. On assiste ainsi à une évolution connue et prévue des phénomènes (2). »

(1) Séance générale de la Société d'encouragement, mai 1854.

(2) J.-P. Tessier, *Recherches cliniques*, etc., p. 284.

De la même manière, il nous paraîtrait désirable que le tableau des phénomènes produits par l'usage des médicaments sur l'homme en santé, ou leur pathogénésie, fût tracé d'après ce principe ; que l'on pût connaître la série des phénomènes pathogénétiques, leur succession, leur progression, leur hiérarchie, distinguer ceux qui sont capitaux, caractéristiques, de ceux qui n'ont qu'une importance secondaire ; il faudrait aussi préciser le siége de l'action des remèdes, les altérations matérielles qu'ils sont susceptibles de provoquer ; les différences de cette action suivant l'âge, le sexe, la constitution, le tempérament des sujets.

On obtiendrait ainsi une corrélation aussi complète que possible entre les deux termes de comparaison pour établir la similitude. Malheureusement ce but est loin d'être atteint aujourd'hui. La science des médicaments est encore dans l'enfance ; elle date du commencement de ce siècle, on ne peut lui demander de suite la perfection qu'elle devra acquérir sous l'influence des travaux successifs des expérimentateurs engagés dans la voie du progrès thérapeutique. Jusque-là, tout le monde le comprend, il ne sera pas possible au médecin hahnemannien de réaliser toujours et d'une manière parfaite, dans le traitement de toutes les formes nosologiques, la belle loi des semblables. Toutefois l'étude approfondie de la matière médicale de Hahnemann et celle des expérimentations faites par ses disciples permettent de distinguer, dans beaucoup de cas, surtout pour les médicaments dits *polychrestes* et *semi-polychrestes*, un certain nombre de phénomènes principaux que l'on pourrait appeler *caractéristiques*, de même que l'on constate dans les maladies des symptômes *pathognomoniques*. Cette même étude conduit souvent aussi à reconnaître quel est le tissu ou l'organe sur lesquels le médicament paraît de préférence porter son action ; elle peut dans quelques cas, plus rares, nous révéler des altérations matérielles dans ces tissus et dans ces organes ; elle nous permet enfin, assez souvent, d'apprécier une modification générale imprimée au tempérament, à la constitution, à l'état moral enfin du sujet mis en expérimentation.

Ainsi donc la voie est ouverte, elle est toute tracée, elle n'appelle que des perfectionnements auxquels ne manqueront pas d'atteindre les expérimentations qui devront se succéder au sein de l'école hahnemannienne.

Mais, telle qu'elle est, la matière médicale homœopathique permet, le plus souvent, d'établir le rapport entre les médications morbides et les médications dans le rhumatisme articulaire aigu. C'est ce que nous allons chercher à démontrer. Aussi bien nous n'hésiterons pas à faire connaître les *desiderata* de la méthode.

Étude des indications dans le rhumatisme articulaire aigu.

La loi des semblables étant admise en thérapeutique, le praticien homœopathe appelé à traiter un malade affecté de rhumatisme aigu doit évidemment établir ses indications d'après l'*ensemble* des symptômes morbides. Or cette indication d'ensemble, qui servira de base à la médication, ne peut résulter que de la réunion des indications particulières, puisées à la fois dans les caractères de la maladie elle-même, et dans les conditions particulières, individuelles, propres au sujet souffrant.

I. Nous allons donc passer en revue les principales sources d'indications ; et d'abord celles relatives à la maladie.

A. Indications tirées de la maladie en elle-même. Je veux parler ici des phénomènes morbides qui dominent toutes les formes de rhumatisme aigu, de ceux qui semblent constituer *essentiellement* cette affection, qui justifient enfin son *entité* nosologique.

Le phénomène fondamental, dans la matière qui nous occupe, est une modification morbide du *tissu fibro-séreux* d'une ou plusieurs *articulations*. Quelle est la nature de cette affection ? C'est avant tout une *fluxion sanguine*, caractérisée par un engorgement plus ou moins prononcé des vaisseaux de l'articulation, par une rougeur des membranes synoviales, souvent aussi par un épanchement de sérosité, une certaine augmentation dans le volume de l'articulation, un développement de chaleur locale, et quelquefois enfin une coloration rosée de la peau. Cette fluxion atteint souvent le premier degré de l'inflammation ; mais ce n'est que dans des cas fort rares que l'inflammation parcourt toutes ces phases. Ainsi, fluxion sanguine, souvent inflammatoire des articulations : voilà l'élément d'indication principal.

Un autre élément important d'indications, parce qu'il existe toujours, c'est l'*état du sang*. On sait que, tiré de la veine d'un rhumatisant, son caillot offre au plus haut degré l'altération pathologique connue sous le nom de *couenne inflammatoire*. D'une autre part il résulte des recherches des chimiâtres modernes que le sang des rhumatisants offre une *proportion de fibrine supérieure*, non-seulement à celle du sang, dans l'état normal, mais à celle qui existe dans le sang des maladies dites inflammatoires. La moyenne de fibrine étant représentée par trois dans le sang normal, celle du sang, dans le rhumatisme aigu, doit être représentée par sept ou huit.

Le troisième élément d'indications essentiel est le phénomène *douleur* dans les articulations. C'est le symptôme qui ne manque jamais et qui se révèle avant tout autre : la variété de ses caractères est infinie.

La *mobilité* de la fluxion et de la douleur articulaire me paraît constituer un élément d'indications non moins important.

N'omettons pas, enfin, la *fièvre* parmi les symptômes essentiels de la maladie.

Ainsi donc, *fluxion articulaire, souvent inflammatoire, essentiellement mobile, toujours accompagnée d'un certain degré de douleur et de fièvre, avec accroissement dans la proportion de fibrine du sang;* telle est la série des phénomènes susceptibles de fournir les éléments de l'indication d'ensemble que présente tout rhumatisme articulaire aigu, quelle que soit sa forme.

B. Mais cette indication d'ensemble serait loin de suffire pour établir une médication vraiment homœopathique. L'indication morbide, pour un cas donné, réside, avons-nous dit, dans le concours des symptômes présentés par le sujet malade; or, si nous nous en tenons à la maladie seule, nous trouverons encore une série nombreuse d'indications à puiser dans les formes qu'elle peut offrir, et dans les variétés que présente chacune de ces formes. Il nous serait véritablement impossible de signaler ces formes et ces variétés, qui sont plus nombreuses et plus diversifiées que dans toute autre affection du cadre nosologique. Je me contenterai de passer en revue chacun des éléments les plus importants d'indications, et de signaler les variétés principales qu'ils pourront offrir. En combinant entre elles, de diverses manières, chacune de ces variétés, on arrivera à se représenter les formes les plus générales de l'affection rhumatismale aiguë et à obtenir ainsi une indication d'ensemble pour chacune d'elles.

1. — Considérée dans ses caractères *anatomiques*, l'*affection articulaire* offre le plus souvent une simple fluxion, assez souvent aussi les phénomènes de l'inflammation avec épanchement d'une quantité plus ou moins grande de liquide synovial ; mais il est fort rare que cette inflammation dépasse le premier degré, qu'elle arrive surtout à la suppuration.

2. — Considérée dans ses caractères *physiques*, l'affection articulaire peut se révéler par les phénomènes suivants : gonflement, déformation, chaleur, rougeur, état luisant de la peau, roideur et contracture des tissus externes et des muscles environnants. Tous ces symptômes peuvent exister à un degré très-variable, ou même ils peuvent manquer.

5. — Quant à son *siége*, on peut observer le rhumatisme dans une seule articulation, dans quelques-unes ou dans toutes ensemble ou successivement. Il importe de distinguer le rhumatisme occupant les jointures des membres et celui qui réside plus spécialement dans les articulations du tronc et surtout dans celles de la colonne vertébrale. Il faut noter encore le rhumatisme occupant un seul côté du corps.

Si l'on cherche à préciser ce siége dans l'organe articulaire lui-même, on peut le trouver dans le tissu *fibreux* seul, dans les ligaments ou les tendons, ou bien dans la capsule *séreuse*, le plus souvent dans l'un et l'autre tissu, mais d'une manière inégale pour chacun d'eux. Les douleurs du rhumatisme des tissus fibreux sont plus superficielles et plus aiguës, accompagnées de déchirements et d'élancements. Dans le cas où l'affection de la synoviale domine, le malade accuse une douleur qui réside au centre de l'articulation ; on constate de plus la fluctuation, la crépitation, l'œdème de la jointure malade.

4. — Après les caractères physiques et anatomiques, la *douleur* constitue l'élément le plus important d'indications. Dans la douleur, il faut considérer, 1° la forme ou l'espèce : on la trouvera déchirante, lancinante, tractive, tensive, térébrante, contusive, fouillante, vulsive ; quelquefois ce seront des secousses douloureuses, des commotions comme électriques ; 2° le degré d'acuité, qui peut aller jusqu'à arracher des cris ou descendre à la simple gêne et à l'engourdissement ; 3° la continuité, l'intermittence régulière ou irrégulière, la rémittence ; 4° les causes d'aggravation ou de rémission ; nous les trouvons dans le mouvement et le repos, le contact, la pression, la chaleur, le froid, le temps et ses changements, le jour et la nuit, le matin et le soir. De toutes ces variétés résultent des indications spéciales fort importantes.

5. — Les *symptômes généraux* fournissent des indications non moins essentielles. Ils peuvent se rapporter à trois ordres, suivant qu'ils dépendent du système circulatoire, du système nerveux ou du système gastrique.

Les symptômes généraux qui se rapportent au système *circulatoire* existent toujours à un degré plus ou moins élevé ; c'est ce qui a valu à la maladie qui nous occupe, de la part de certains auteurs, le nom de *fièvre rhumatismale.* La fièvre a le plus souvent les caractères de la fièvre dite inflammatoire ou de la synoque, avec pouls plein, fort, accéléré, soif vive, chaleur halitueuse de la peau. Mais il faut observer aussi : 1° que la fièvre est quelquefois intermittente, et plus souvent rémittente, que l'exacerbation se montre ordinairement vers le soir, quelquefois vers minuit ou après minuit ; 2° que la peau est tantôt très-sèche, tantôt inondée d'une sueur abondante ; 3° que la chaleur peut être douce ou mordicante, continue ou alternant avec des frissons, générale ou partielle, aussi bien que la sensation de froid ; 4° que la fréquence, la force et les autres caractères du pouls offrent les plus notables différences.

Les symptômes *nerveux* sont généralement peu marqués; toutefois l'attention sera appelée sur les suivants, qui pourront, dans certains cas, déterminer une indication spéciale : inquiétudes dans les membres, agitation intérieure avec besoin continuel de remuer; accès d'anxiété avec pression et ardeur au creux de l'estomac; grande surexcitation générale, insomnie, rêvasseries, délire.

Souvent les symptômes *gastriques* mériteront une mention particulière; soif très-vive, langue jaune, nausées, vomissements bilieux; constipation et plus rarement selles diarrhéiques, avec endolorissement de la région gastro-hépatique.

Du côté des *excrétions*, il faut noter : des urines rares, rouges, sédimenteuses; des sueurs plus ou moins abondantes, source quelquefois d'une gêne insupportable et d'un grand affaiblissement, sueurs qui ne soulagent pas ordinairement, mais qui, dans des cas plus rares, sont suivies d'un soulagement notable.

C. Dans chacune des formes et des variétés dont je viens de signaler les éléments principaux, il faut considérer aussi les *périodes* et tenir compte de la *marche* de l'affection rhumatismale. Cela est facile à comprendre, puisque l'indication suit le concours des symptômes, et que ce concours varie suivant les périodes de la maladie. Il n'y a aucune assimilation à établir entre l'état présenté par un rhumatisant à la période des prodromes et celui qu'il offre aux périodes d'accroissement, d'état de déclin. Du reste, dans chacune de ces périodes, les indications varient suivant la prédominance et les formes de tel ou tel des éléments symptomatiques que nous venons d'étudier.

Quant à la *marche*, considérée en général, elle offre la plus grande inégalité. Quelquefois la maladie débute presque d'emblée; le plus ordinairement elle est précédée de prodromes qui durent un certain nombre de jours; ces prodromes varient beaucoup eux-mêmes. Pendant son cours, il est rare que la marche soit toujours régulièrement croissante, pour décroître ensuite de la même manière : elle offre souvent les irrégularités les plus marquées, sauf des exacerbations à heure assez fixe; on voit le mal, essentiellement mobile, abandonner une partie pour en envahir deux ou trois autres, paraître s'arrêter, puis redoubler en quelque sorte de fureur, changer de route et revenir souvent dans des organes qu'il paraissait avoir complétement abandonnés. Dans quelques cas il disparaît presque subitement, et alors, tantôt la maladie est terminée sans accident, d'autres fois il en résulte des *métastases* plus ou moins graves sur d'autres organes. Il n'est pas rare aussi de voir disparaître ou diminuer les symptômes généraux en même temps que s'aggravent les symptômes locaux, et réciproquement. — Enfin, ce qui n'est pas moins important à considérer dans la marche du rhumatisme, c'est son acuité plus ou moins prononcée; elle peut égaler celle de la maladie inflammatoire la plus franche, elle peut être au contraire si modérée, qu'on lui trouve une sorte d'allure chronique.

Ici se place la considération de la *durée* du rhumatisme; lorsque cette maladie, dont le cours peut s'accomplir en un ou deux septénaires, s'est prolongée durant plusieurs mois, il est évident que cette longue durée devient elle-même une indication importante.

D. Les *causes* de la maladie ne doivent pas être négligées. Il n'est pas indifférent, pour la médication, de savoir si le sujet a été atteint de rhumatisme à l'occasion d'un refroidissement étant en sueur, ou après avoir été mouillé par la pluie, si c'est pour avoir habité un lieu humide, si l'on se trouve dans telle ou telle saison de l'année, etc.

E. Il nous reste à parler des *complications*; elles constituent une source d'indications qui peuvent dominer toutes les autres, suivant la gravité qu'elles ajoutent à la maladie première. Nous avons dit plus haut que ces complications pouvaient être locales ou générales. 1° L'affection articulaire peut être compliquée d'abcès en dehors ou en dedans de l'articulation, de névralgie ou de goutte occupant les mêmes organes; mais les complications locales les plus communes et qui ne sont pas sans gravité sont les inflammations des séreuses thoraciques, du péricarde, de l'endocarde et des plèvres; deux autres, beaucoup plus graves, sont heureusement fort rares:

je veux parler de l'inflammation rhumatismale du péritoine ou des ményngges. 2° Des complications non moins importantes peuvent se montrer du côté de l'état général. Il est des cas où la fièvre acquiert une violence inaccoutumée, s'accompagne d'un délire presque continu, prend une forme ataxique, se montre avec des phénomènes convulsifs; mais il faut dire que ces cas sont fort rares. Les accidents gastrico-bilieux peuvent aussi être portés au point de constituer une véritable complication. Comptons, enfin, dans les complications liées à l'état général, l'existence d'un vice syphilitique ou gonorrhéique.

II. Après avoir examiné les diverses sources qui peuvent servir à l'établissement d'une indication d'ensemble, fondées sur les caractères présentés par l'affection rhumatismale elle-même et sa forme particulière chez le sujet auprès duquel est appelé le praticien homœopathe, la tâche de celui-ci n'est pas finie; il faut, pour arriver à la *grande indication d'ensemble* fondée sur le concours *entier* des symptômes, pour instituer une médication *complétement homœopathique*, étudier les conditions particulières *propres au malade lui-même*. Qui pourrait nier l'importance du sexe, de l'âge, de la constitution, des habitudes, de la profession, du régime, de l'habitation, du sujet rhumatisant, pour le choix du médicament? D'autres conditions nous paraissent non moins importantes à envisager; ce sont: les antécédents du malade, l'hérédité du rhumatisme dans la famille, la présence, dans son organisme, d'une sorte de dyscrasie rhumatismale qui s'est déjà révélée par une grande impressionnabilité aux changements atmosphériques ou aux refroidissements, ou par des rhumatismes antérieurs. L'existence de la syphilis ou de la gonorrhée avant l'apparition de la maladie ou conjointement avec elle, l'abus de certains médicaments allopathiques pris empiriquement et à haute dose, comme le mercure, le copahu, le quinquina, etc., sont encore d'importantes sources d'indications. N'oublions pas non plus d'interroger chez le malade l'état moral, auquel Hahnemann attache avec raison tant d'importance, car cette indication suffit quelquefois pour décider le choix du remède.

Tel est, établi d'une manière sommaire, quoique long déjà, le tableau des indications qui peuvent être fournies au médecin par l'état, médicalement constaté, d'un sujet affecté de rhumatisme articulaire aigu.

Avant de chercher à instituer les médications correspondantes, nous ne pouvons nous empêcher de faire la remarque suivante : comment des hommes auxquels nous reconnaissons avec tout le monde un talent supérieur, des connaissances exactes, étendues en pathologie, ont-ils pu songer un instant qu'une pareille maladie, offrant un nombre si considérable de formes, d'espèces, de variétés, pourrait être combattue par la même médication et céder à un seul remède, à un spécifique? Il est vrai que quelques-uns de ces médecins distingués ne se sont pas aussi spécialement asservis à l'usage d'un moyen unique; ils ont, guidés par le bon sens, adopté plusieurs médications dont ils varient et graduent l'emploi suivant la prédominance de tel ou tel état symptomatique. Mais qu'est-ce que trois ou quatre médications différentes et employées sans fil conducteur en présence d'une aussi grande variété de formes pathologiques?

La loi homœopathique nous ouvre une voie sûre pour trouver les médications correspondantes à toutes les formes de la maladie rhumatismale, quelque nombreuses et diverses qu'elles puissent être. Il suffit d'étudier et de connaître une série de substances médicamenteuses capables de produire sur l'homme sain des phénomènes physiologiques au milieu desquels on puisse saisir un ensemble analogue à celui des symptômes qui constituent les individualités rhumatismales. Énoncer cette proposition, c'est en même temps montrer brillant au ciel de l'avenir (qu'on me pardonne cette comparaison) une sorte de soleil thérapeutique aux rayons duquel n'échappera aucune efflorescence pathologique, comme aussi c'est faire apercevoir les nuages qui dans le moment actuel nous dérobent une partie notable de ses rayons. Il est en effet bien évident qu'un moment viendra, encore éloigné sans doute, où les études sur les effets physiologiques des substances médicamenteuses uront été assez multipliées et assez parfaites pour permettre au médecin hahnemannien de trouver dans leurs symptômes le *simile* des diverses variétés de l'arthritis aiguë; mais il n'est pas moins facile de comprendre que, dans le moment où nous parlons, cinquante ans après que l'illustre fondateur de la doctrine homœopathique a découvert sa grande loi et commencé les études de matière médicale destinées à la réaliser, des lacunes considérables doivent exister dans la thérapeutique homœopathique en général et dans celle du rhumatisme articulaire en particulier.

C'est dire que nous ne prétendons pas ici, en cherchant à instituer le traitement homœopathique du rhumatisme aigu, établir qu'à l'aide des médicaments dont nous allons nous occuper le disciple de Hahnemann devra guérir d'une manière sûre et prompte *tous* les sujets rhumatisants. La vérité est :

1° Qu'il existe un certain nombre de formes de cette maladie, un assez grand nombre encore, dont nous possédons le *simile*, et que nous guérissons d'une manière vraiment merveilleuse;

2° Qu'il en est un plus grand nombre dont la matière médicale n'offre que des *simile* incomplets, des analogues; alors il arrive qu'en combattant le mal par divers remèdes employés d'une manière successive ou alternative, nous en modifions favorablement les symptômes et nous en abrégeons la durée; quelquefois nous pouvons ramener ces formes à une autre dont le *simile* parfait existe, et nous rentrons dans le cas le plus favorable;

3° Que dans certaines formes moins communes de rhumatisme aigu, on ne trouve dans les médicaments expérimentés physiologiquement ni le *simile* de la forme pathologique, ni celui d'un groupe notable de symptômes. Ce sont principalement celles ou l'affection n'offre pas de symptômes caractéristiques, s'accompagne de peu de douleur, de peu de fièvre et de gonflement, affecte une marche subaiguë et irrégulière, tantôt fixe; tantôt passant rapidement et d'une manière imprévue d'une articulation à une autre; on ne constate aucune fixité dans l'exacerbation des symptômes, et l'on ne peut noter les circonstances qui les produisent. Dans certains cas rares de méningite ou d'endocardite très-intenses et très-aiguës, la matière médicale nous laisse aussi en défaut. Mais, sauf ce dernier cas, où nous devons avouer qu'un sage emploi des révulsifs sur la peau peut rendre un véritable service comme moyen de palliation des accidents, et même contribuer à la guérison, nous déclarons que dans tous les autres où la médication homœopathique est insuffisante ou plutôt où elle manque, elle n'a rien à envier aux méthodes allopathiques; elle fait au moins aussi bien que l'expectation. Or, nous avons prouvé combien l'expectation était préférable à toutes les médications actives de l'école, au point de vue surtout des dangers dont l'emploi de celles-ci est entouré.

Puisque nous venons de prononcer le mot d'expectation, nous devons répondre à une objection qu'on ne manquera pas de nous faire ici, d'autant plus qu'elle nous est constamment adressée à propos du traitement homœopathique en général, par des esprits superficiels ou systématiques, que leur raison superbe empêche de s'abaisser à l'observation pure et simple des faits. Cette objection est celle-ci : Le traitement homœopathique n'est que l'*expectation déguisée*. On la confirmera avec une apparence de raison, pour la maladie qui nous occupe, en nous opposant notre assertion propre, qui est aussi celle de plusieurs médecins que nous avons cités, à savoir que, traité par l'expectation, le rhumatisme aigu guérit mieux par que par l'emploi des médications actives, et que dès lors la médication homœopathique (lisez l'expectation déguisée) doit guérir cette maladie mieux que toute autre méthode de traitement.

Nous répondrons d'abord que l'expectation ne donnera certainement pas à tous les praticiens les résultats relativement très-beaux qu'en a retirés M. le professeur Gouzée, l'un des promoteurs principaux de cette singulière méthode, qui annule en réalité le rôle du médecin. Nous avons pu voir dans un service d'hôpital, où nous remplissions les fonctions d'interne, et dont le chef, homme fort savant du reste, appliquait à peu près au traitement de toutes les maladies la méthode si facile à suivre du professeur Gouzée, nous avons pu voir, dis-je, un grand nombre de rhumatismes aigus ainsi abandonnés à eux-mêmes, et nous pouvons affirmer que la durée de ces rhumatismes, loin d'être d'un à deux septenaires, était ordinairement de quatre à six semaines, et allait souvent à huit, dix et plus. Nous ajouterons que si nous n'avons pas observé, en pareil cas, les graves accidents qui suivent souvent l'usage des médications actives, nous avons vu plus d'une fois la maladie prendre une allure nettement chronique, et le malade sortir guéri de la fièvre rhumatismale, mais non pas toujours du rhumatisme. Nous ne mettons pas en doute que si M. le docteur Gouzée, au lieu d'observer seulement la maladie chez les sujets jeunes et vigoureux qui occupent les lits des hôpitaux militaires, était appelé à traiter dans les hôpitaux de nos grandes villes des sujets de tout âge, de tout sexe, de toute profession, doués la plupart d'une constitution plus ou moins altérée, souvent d'un tempérament lymphatique, des femmes chlorotiques, des hommes affaiblis, quelquefois épuisés par des travaux prématurés et par de nombreuses infractions aux lois de l'hygiène, il ne tarderait pas à s'apercevoir que la durée du rhumatisme aigu dépasse notablement la moyenne qu'il a indiquée.

Quant à la valeur thérapeutique de l'homœopathie, valeur qui n'existerait pas si cette méthode n'était que l'expectation déguisée, M. Gouzée lui-même et tous ceux dont nous combattons l'opinion la reconnaîtraient facilement s'ils pouvaient ou plutôt s'ils voulaient se livrer à l'observation des faits ; ils trouveraient, comme nous l'avons dit, que si, dans quelques formes de la maladie où le *simile* médicamenteux est encore à trouver, nous ne guérissons pas mieux qu'ils ne font eux-mêmes, il est loin d'en être ainsi dans le plus grand nombre des cas; que le plus ordinairement nous diminuons et nous abrégeons singulièrement la maladie, et qu'assez souvent nous la faisons rapidement disparaître; nous la jugulons, pour nous servir de l'expression adoptée.

Principaux médicaments.

Maintenant que nous avons fait connaître les sources d'indications si nombreuses que nous offre le rhumatisme articulaire aigu, et la voie à suivre pour instituer les médications correspondantes, il nous reste à passer en revue les remèdes principaux qui, d'après les expérimentations faites sur l'homme en santé, possèdent la propriété de faire naître dans notre organisme une série de phénomènes pathogénétiques analogues à ceux qui caractérisent les diverses formes de l'affection rhumatismale aiguë. Après cet exposé, il sera facile à l'étudiant et au praticien de comprendre l'application thérapeutique qui devra en être faite d'après la loi de similitude fondée, nous le répétons, sur le concours et la hiérarchie des symptômes dans un cas donné.

On se rappelle les symptômes qui constituent d'une manière essentielle le rhumatisme aigu, quelle que soit sa forme; il est bien évident que tout médicament homœopathique à cette maladie devra avoir été reconnu par l'expérimentation physiologique susceptible de produire chez un sujet sain *des fluxions, souvent inflammatoires, dans les articulations, changeant de place, s'accompagnant toujours d'un certain degré de douleur et de fièvre.*

Nous trouvons réunis ces symptômes essentiels dans les médicaments qui suivent : *bryonia, aconit, belladona, mercurius, chamomilla, arnica, pulsatilla, rhus toxicodendron, rhododendron, dulcamara, china, ranunculus bulbosus, nitrum, colchicum autumnale, arsenicum, spigelia, tartarus emeticus, cocculus, nux vomica, sulfur, causticum.*

Nous ne prétendons pas que ces médicaments seuls soient capables de produire un tableau symptomatique dans lequel on retrouve les caractères principaux de l'arthritis aiguë ; il en existe d'autres, et l'expérimentation physiologique peut en faire connaître de nouveaux ; mais ceux-là présentent le plus nettement le tableau des formes les plus ordinaires de la maladie, et, en outre, leur valeur thérapeutique a été confirmée par l'expérience chimique.

Nous n'entrerons pas dans l'exposé des propriétés physiologiques et thérapeutiques des médicaments susnommés sans avouer les nombreux emprunts que nous avons dû faire pour cette revue, en dehors de la matière médicale de Hahnemann, à l'excellent *Traité de thérapeutique* de Hartmann (1), et aux études remarquables publiées sur quelques-uns des principaux médicaments par notre regrettable confrère et ancien collègue le docteur Salevert de Fayolle (2).

A. Bryonia.—Le remède principal du rhumatisme articulaire aigu, celui qui représente le mieux les caractères essentiels de cette maladie dans sa forme la plus ordinaire, est *bryonia.* L'expérimentation sur l'homme en santé nous révèle en effet :

I. Comme effet *primitif* de cette substance, une *congestion* avec ou sans inflammation des tissus où domine l'*élément sanguin et lymphatique*, et en particulier sur le tissu cellulaire, soit amorphe, soit organisé ; de là son action sur les glandes, les muqueuses, principalement sur les organes *fibreux* et les *séreuses.* Cette action congestive sur le tissu fibro-séreux se manifeste,

Du côté des *articulations :* 1° par des douleurs lancinantes, tensives, déchirantes, qui s'*accroissent par le mouvement*, le contact, par tout ce qui peut augmenter la compression ou le tiraillement de la partie affectée, et aussi le soir ou la *nuit après minuit ;* 2° par le gonflement rouge et luisant de l'articulation malade.

Du côté des autres organes fibreux ou séreux : 1° par des points douloureux occupant divers faisceaux musculo-fibreux; 2° par des symptômes de congestion ou d'inflammation des plèvres, du péricarde, du péritoine, des ményngés ; or ici nous touchons aux complications les plus graves du rhumatisme aigu.

(1) Tome Ier, p. 139 et 404.

(2) *Principes de la doctrine médicale homœopathique*, p. 142.

Une action fluxionnaire aussi générale et aussi aiguë sur des organes où domine l'élément sanguin ne peut s'accomplir sans une sorte d'effervescence générale, un mouvement expansif dans le système vasculaire, qui se traduisent par une fièvre violente, avec chaleur brûlante et sèche, grande soif, céphalalgie frontale, comme si le cerveau allait sortir du crâne, sommeil troublé, etc.

II. Les effets secondaires de la bryone portent sur les systèmes *nerveux* et *gastrique*.

Les premiers se révèlent par les symptômes suivants : vertiges, céphalalgie, délire, anxiété, impatience de la maladie, irascibilité, découragement, crainte de la mort.

La seconde consiste dans des renvois amers ou aigres, avec anorexie, soif vive, vomissements de glaires ou de bile, borborygmes, constipation.

En résumé, les effets primitifs, essentiels, de la bryone sont précisément les mêmes que les symptômes caractéristiques de la fièvre rhumatismale et ses complications les plus importantes ; tandis que ses effets secondaires sont corrélatifs aux symptômes les moins importants de la même maladie. D'un autre côté, il est facile de reconnaître que les caractères des douleurs arthritiques de la bryone se retrouvent dans la forme *la plus commune* de l'arthrite rhumatismale.

Aconit et *belladona*. — Deux médicaments auxquels on ne peut refuser la propriété de développer des douleurs articulaires ont pour caractère plus spécial de produire simultanément des *symptômes généraux qui dominent l'affection locale* : ce sont l'*aconit* et la *belladone*.

Tandis que la bryone porte son action à la fois sur l'élément sanguin et lymphatique, et par conséquent sur les tissus et organes où ces deux éléments se trouvent réunis, l'*aconit* concentre la sienne sur l'*élément sanguin*, la *belladone* affecte primitivement le *système nerveux* et n'atteint que d'une manière secondaire les systèmes sanguin, gastrique et lymphatique. Aussi n'est-ce que dans le cas où les symptômes généraux dominent l'affection locale que ces deux médicaments sont indiqués dans le rhumatisme aigu.

Aconit.—« L'aconit, dit M. Salevert, trouble les fonctions du système sanguin, en suscitant dans le sang un accroissement de chaleur vitale, de l'effervescence et un mouvement expansif plus ou moins violent, qui congestionne, encombre les vaisseaux capillaires sanguins, en entrave la circulation et y détermine, par suite, cet état de tension organique qui produit la dilatation et la rigidité de la fibre.

« De là cette injection vive et rosée de toute la peau, cet état vultueux de la face, cette céphalalgie avec pression expansive, pesanteur, forte chaleur et parfois bouillonnement dans la tête; cette plénitude, cette dureté et cette rondeur du pouls; cette rougeur brûlante des joues, avec soif; cette agitation et cette impatience physiques jointes à de l'oppression dans les forces et à une sensation d'alourdissement et de pesanteur du corps, avec besoin de repos.

« Ce penchant irrésistible à se coucher; cette envie excessive de dormir, avec réveil au moindre bruit; ce sommeil plein de rêves vifs, confus, de paresse, de mouvements et d'agitation...

« Cette vive anxiété morale... cette impatience du moindre bruit... ces désespoirs de guérir, cette appréhension d'une mort prochaine, etc. (1). »

Le molimen sanguin, agissant d'une manière sympathique sur les systèmes gastrique et nerveux, donne lieu souvent à des nausées et des vomissements bilieux, à des secousses convulsives, des sursauts pendant le sommeil, délire nocturne avec disposition à s'enfuir de son lit.

Belladona. — La *belladone* est susceptible d'engendrer une série de symptômes semblables à ceux de la fièvre rhumatismale, mais avec un caractère *nerveux* dominant, comme celui qui se voit assez ordinairement dans les affections des femmes et des enfants.

Ce caractère nerveux se montre :

1° *Dans l'état général.* Alors il se manifeste surtout par une sorte de *malignité*, c'est-à-dire de désaccord entre les diverses

(1) Salevert de Fayolle, p. 142.

fonctions de l'organisme ; d'une part, elle brise les forces il y a lassitude extrême, horreur de tout mouvement, lypothymie ; et, d'autre part, elle exalte d'une manière déréglée la fibre vivante, ce qui se traduit par des tremblements, des sursauts, une roideur spasmodique, des crampes, etc., etc. Du reste, la fièvre est caractérisée par une vive chaleur brûlante par tout le corps, avec pouls accéléré, quelquefois fort et plein, d'autres fois petit et serré, céphalalgie frontale pressive et expansive, délire, hallucinations, etc.

2° *Dans l'affection locale*. Les douleurs sont lancinantes, brûlantes, se font sentir surtout la nuit et au moindre attouchement, sautent d'une partie à l'autre sans régularité ; souvent elles sont déchirantes, se font sentir dans la profondeur des os ou se portent comme une commotion électrique vers l'articulation voisine. Des tiraillements douloureux dans les membres ne permettent pas de goûter le sommeil, ou, si le malade parvient à le trouver quelques instants, des secousses pénibles ne tardent pas à l'en arracher.

Notons encore que les lieux d'élection de la belladone pour la production des phénomènes douloureux sont la *nuque*, le *rachis*, le *sacrum ;* on comprend de suite l'importance de cette indication.

Mercurius. — Après la bryone, le *mercure* est certainement le médicament qui représente le mieux les symptômes du rhumatisme articulaire aigu, tant au point de vue des accidents généraux qu'à celui des phénomènes locaux.

Tous deux, en effet, jouissent d'une action spéciale sur le système lymphatique ; tous deux, par conséquent, sont susceptibles d'affecter les nombreux tissus dans lesquels domine ce système, comme les glandes, les organes fibreux, les muqueuses, les séreuses.

Mais deux causes viennent imprimer à l'action respective de ces deux médicaments des caractères bien différents. En même temps que la *bryone* modifie le système lymphatique, elle n'agit pas moins sur le système *sanguin ;* de là résulte : 1° qu'elle détermine dans les organes dont nous venons de parler une sorte de molimen, une congestion active qui amène un gonflement de l'articulation par *afflux de sang* plutôt que par une sécrétion séreuse ; 2° que les phénomènes présentent dans leur marche une acuité qui les rapproche des symptômes produits par l'aconit. Le *mercure*, dont les effets sur le système lymphatique seul sont bien plus marqués, affecte de préférence les séreuses, et détermine un gonflement des articulations plutôt *par les fluides blancs qui s'épanchent* que par l'afflux du sang ; en même temps, la fièvre est moins intense, la marche de la maladie ne conserve pas longtemps l'aspect franchement aigu ; « elle prend, dit M. Salevert, un caractère tout spécial d'*acuité chronique.* » De plus, le mercure agit primitivement *sur l'élément nerveux en même temps que sur l'élément lymphatique ;* son mode d'action à cet égard est assez comparable à celui de la belladone, sauf aussi une acuité moindre et une plus grande lenteur à se résoudre. Enfin, pour le système gastrique, les deux médicaments l'affectent d'une manière bien différente, ainsi que nous allons le dire plus bas.

Si nous entrons dans les détails, nous trouvons à la fièvre arthritique du mercure les caractères suivants :

Alternatives continuelles de froid et de chaud, ou, à chaque instant, froid passager, avec chaleur interne dans la partie malade ; — *sueurs profuses sans soulagement ;* — douleurs tiraillantes dans les articulations, qui augmentent notablement la *nuit*, avec agitation intérieure qui porte sans cesse à les remuer ; — gonflement articulaire, avec épanchement séreux, couleur luisante, mais légèrement rosée de la peau ; — excessive impressionnabilité à la douleur et surexcitabilité ; — goût pâteux et salé de la bouche ; grand endolorissement des régions hépatiques et épigastriques ; selles diarrhéiques, muqueuses et vertes, avec ténesme et coliques.

B. Les quatre médicaments que nous venons de passer en revue sont les seuls qui répondent à la forme *franchement aiguë* du rhumatisme articulaire. Deux autres substances méritent pourtant d'être signalées à côté d'elles : ce sont, 1° le *nitrate de potasse*, dont l'action générale sur le système sanguin offre de remarquables rapports avec l'*aconit*, mais la spécialité de ses effets sur l'organe central de la circulation nous engage à renvoyer dans une autre place l'étude de ce médicament ; 2° la *camomille*.

Chamomilla. — Douleurs tiraillantes et déchirantes se manifestant surtout la *nuit*, où elles sont alors poussées quelquefois *jusqu'à une violence désespérante*, — paraissant occuper surtout les ligaments et le périoste. — Sans gonflement. — Siégeant de préférence dans les articulations du *rachis* et du *sacrum*, d'où elles s'étendent jusqu'aux cuisses et rendent tout mouvement impossible. — En même temps, *fièvre nocturne avec chaleur au visage et agitation extrême*. — *Troubles gastriques et bilieux très prononcés*. Tels sont les principaux symptômes que produit la *camomille*, considérée dans son application à la maladie qui nous occupe ; ils révèlent surtout une *notable exaltation du système nerveux*, comme caractéristique de son action sur l'homme en santé.

Arnica. — En étudiant la symptomatologie de l'*arnica*, on reconnaît que, d'une part, il ralentit la *circulation capillaire* et produit des congestions sanguines ayant toute l'apparence de celles qui accompagnent la *contusion* des tissus : que, d'autre part, la physionomie d'ensemble de ses effets offre tous les caractères généraux des commotions et des contusions violentes. Ainsi dans la forme de l'arthritis aiguë, représentée par l'arnica, nous trouvons que l'*affection locale domine* les autres symptômes, et jouit peu de cette mobilité qui caractérise les douleurs rhumatismales ; les articulations rouges et enflées sont le siége de douleurs contusives qui augmentent par le moindre mouvement, s'accompagnent d'engourdissements, de fourmillements, de points douloureux dans les muscles. Une courbature générale, une surexcitabilité de tous les organes ; de la fièvre caractérisée par la coexistence de frissons et de chaleur partiels, tels sont les symptômes généraux qui s'ajoutent à l'affection articulaire.

Pulsatilla. — Comme l'arnica, la *pulsatille* exerce une action élective sur les vaisseaux capillaires et détermine des fluxions qui en sont la conséquence ; mais, tandis que la *fluxion de l'arnica est fixe, celle de la pulsatille est, au con-*

traire, essentiellement mobile, rapide, erratique; aussi le thérapeutiste doit-il immédiatement songer à la pulsatille quand il est en présence d'un rhumatisme à forme erratique. — Les douleurs provoquées par ce médicament sont tiraillantes, vulsives ou lancinantes; elles augmentent *l'après-midi et le soir* et sous l'influence de la *chaleur locale;* elles diminuent en découvrant la partie malade. —Le gonflement de l'articulation est modéré; la peau qui la recouvre est rosée, souvent sans augmentation de la chaleur locale.

A ces effets locaux de la pulsatille ajoutons comme symptômes généraux caractéristiques : faim modérée avec peu de soif et *prédominance de froid*, surtout pendant l'exacerbation des douleurs. —État gastrique analogue à celui qui succède à une indigestion par des aliments gras. — Tristesse, découragement, soupirs, désespoir de la guérison. —La complexion lymphatique, la bienveillance, et, chez les femmes, l'aménorrhée, sont encore des caractères qui répondent aux effets de la pulsatille.

Rhus toxicodendron. — Hahnemann fait remarquer l'*analogie* qui existe entre les symptômes du *rhus* et ceux de la *bryone.* C'est qu'en effet l'un et l'autre ont une action spéciale et directe sur l'*élément lymphatique,* par conséquent sur le tissu cellulaire et ceux qui en dérivent, comme les tissus fibreux, musculaires, séreux. Mais, tandis que la *bryone* exerce en même temps sur l'élément *sanguin* une influence qui rapproche cette substance de l'*aconit*, le *rhus* atteint directement le *système nerveux* et engendre souvent des effets analogues à ceux de la belladone et du mercure.

Les douleurs déterminées par le *rhus* sont tensives, tiraillantes et déchirantes, quelquefois comparables à celles d'une luxation et à celles d'un ratissement des surfaces osseuses; contrairement à celles de la bryone, *elles augmentent dans le repos absolu; le froid les exaspère* également. —De l'*engourdissement* dans les parties atteintes, des fourmillements et de l'insensibilité, *des tressaillements musculaires*, des tiraillements qui forcent à allonger les membres, tels sont les effets ordinaires de ce médicament sur l'élément nerveux.

Mais cette action sur les forces nerveuses peut s'étendre beaucoup plus loin, et faire naître soit de véritables convulsions, soit une diminution de l'activité vitale jusqu'à la paralysie, soit des symptômes ataxiques et adynamiques. Il est rare que de pareilles complications appellent l'emploi du rhus dans le rhumatisme aigu.

La fièvre ordinaire du rhus consiste dans une alternance du froid avec la chaleur, celle-ci se montrant surtout la nuit.

L'apparition de la maladie, à la suite d'un refroidissement par la pluie, est signalée comme une indication de plus pour l'emploi du rhus.

Rhododendron. — Le *rhododendron* offre beaucoup de rapports avec rhus. La fièvre ressemble à celle du rhus : le froid alterne avec la chaleur, celle-ci est sèche, se montre surtout la nuit. Les douleurs sont plus fortes la *nuit et pendant le repos;* elles prennent un accroissement notable sous l'influence du *mauvais temps.* Leur siége de prédilection est le périoste des extrémités articulaires. Elles s'accompagnent de tiraillements dans les membres.

Dulcamara. — La *douce-amère* se rapproche également de rhus.—Douleurs lancinantes et tiraillantes avec sentiment d'engourdissement, qui augmentent la *nuit.*—La fièvre est violente, avec forte chaleur et sécheresse de la peau, puis sueur de mauvaise odeur qui ne soulage pas.—Un *refroidissement brusque étant en sueur* indique de préférence ce médicament.

China. — Un des médicaments dont la physionomie symptomatique représente le mieux certaines formes du rhumatisme articulaire aigu, c'est celui dont on a le plus abusé dans cette maladie, c'est le *quinquina.* Cette observation a été faite par d'autres que par Hahnemann et les expérimentateurs de son école. « Grimaud dit que le quinquina, donné pour guérir les fièvres gastriques, produit souvent le rhumatisme; — Torti, dans son *Traité des fièvres pernicieuses,* montre que le rhumatisme est souvent la conséquence de l'emploi du quinquina pour guérir les fièvres intermittentes ; — Stoll a vu des rhumatismes très-tenaces causés par le quinquina donné comme fébrifuge ; —Sydenham fait la même observation ; —

Pagot, Laforest, Seine et Tourtelle, sont du même avis (1). »

Ainsi le quinquina est susceptible de produire des accidents traités de rhumatisme par des hommes faisant autorité dans la science, et pourtant, je le répète, la plupart des médecins n'ont rien trouvé de mieux que le quinquina ou plutôt la quinine, son principe essentiel, pour combattre le rhumatisme aigu. Ils ont donc rendu à la doctrine homœopathique un hommage involontaire. Mais, pour n'avoir pas été guidés par la loi salutaire, base de cette doctrine, ils ont abusé trop souvent de cette substance, dont ils avaient pu apprécier, dans certains cas, la merveilleuse efficacité ; oubliant que les médicaments *actifs*, les *divins remèdes*, sont des armes à deux tranchants, ils ont ainsi plus d'une fois transformé l'instrument de guérison en un véritable instrument de mort.

Ils eussent évité de semblables malheurs et ils eussent constamment eu à se louer du quinquina dans le rhumatisme aigu, si, dirigés par la loi homœopathique, ils l'eussent réservé pour les cas offrant l'ensemble de symptômes que voici :

Début de la maladie par des inquiétudes générales qui ne permettent pas de s'endormir, frissons le long du dos qui s'étendent progressivement au corps entier ; peu à peu il s'y joint des chaleurs partielles, *surtout à la tête*, avec céphalalgie et gonflement des vaisseaux.

Puis se manifestent des douleurs au rachis et dans les grosses articulations principalement; douleurs tiraillantes et déchirantes, accompagnées d'une *sensation de faiblesse* et de paralysie, *s'aggravant la nuit par le mouvement et surtout par le moindre contact.*

Les sueurs sont abondantes sans soulagement.

Des symptômes *gastro-bilieux* se montrent en même temps avec goût amer, langue chargée d'un enduit jaunâtre, *couleur jaune de la peau*, nausées, grande soif, vents fétides, constipation.

Ranunculus bulbosus. — Ce médicament peu usité produit

(1) Docteur Henriquez, trad. du doct. Molin, *Journ. de la Société gallicane*, t. [illegible] 643

des symptômes rhumatoïdes assez semblables à ceux du quinquina : les douleurs sont déchirantes et lancinantes; elles s'exaltent par le contact, le mouvement, le souffle d'un air froid. La fièvre est rémittente avec exaspération le soir; le pouls est plein et dur; la chaleur règne souvent dans une partie du corps tandis que le froid en occupe une autre.

C. Nous allons examiner maintenant une série de médicaments qui, à la propriété de faire naître des congestions rhumatoïdes sur les séreuses en général, joignent celle de porter plus spécialement leur action *sur les membranes du cœur et des poumons.* Ce sont : *nitrum*, *colchicum*, *arsenicum*, *spigelia.* Il est juste de rapprocher de ces médicaments *aconitum* et *belladona*, qui, déterminant tous deux une fluxion générale des principaux systèmes de l'économie, congestionnent vivement les importants organes que je viens de nommer, et sont, par conséquent, susceptibles d'arrêter ces congestions à leur début, quand elles sont produites par la cause rhumatismale.

Nitrum. — Nous avons déjà parlé de l'analogie que présente le *nitrate de potasse* avec l'*aconit* sous le rapport de son action sur le *système vasculaire en général.* Nous trouvons, en outre, dans sa pathogénésie :

Douleurs lancinantes et surtout déchirantes, principalement la nuit, avec torpeur et fourmillements; sensation comme si le membre était augmenté de volume.

Mais notamment : *battements de cœur violents, surtout dans le décubitus dorsal et la nuit,* avec poids sur la poitrine, anxiété, violents élancements à la région cardiaque, *pouls plein, dur et très-vite;* toux avec élancements dans la poitrine et sensation de contraction des poumons, oppression et angoisse excessives.

Que nos confrères allopathes aient recours au nitre en pareil cas, et les éloges pleuvront sur M. Martin-Solon, l'ardent promoteur de ce médicament, qui lui paraît le spécifique du rhumatisme aigu.

Colchicum. — Dès longtemps connu et préconisé dans les diverses formes de l'affection rhumatismale, ce médicament a repris faveur il y a peu de temps sous une autre forme : je veux parler de la *vératrine*, son principe essentiel; doué d'une véritable valeur, le colchique n'a été délaissé que parce qu'on avait méconnu la grande loi de similitude, qui peut seule indiquer au praticien l'usage fructueux qu'il devra faire de cette substance.

Douleurs lancinantes et déchirantes avec ou sans enflure des articulations, qui s'exaspèrent *vers minuit*, ne souffrent ni mouvements ni attouchements, *sautent* d'une partie à une autre (presque aussi facilement que les fluxions déterminées par la pulsatille).

Déchirements à la poitrine et dans la région cardiaque; battements du cœur forts et irréguliers, oppression, anxiété.

Fièvre continue, augmentant vers minuit avec le reste des symptômes; pouls contracté, vite; soif ardente, chaleur générale sèche ou sueur qui naît subitement et s'arrête de même.

Ajoutons un *endolorissement du corps entier* avec grande surexcitation générale, et nous aurons le tableau de la maladie rhumatismale représentée par les effets du *colchique*, comme de celle qu'il guérit. Il est probable qu'en pareil cas la vératrine rendrait les mêmes services et ne mériterait pas le second rang où l'a relégué M. le docteur Aran.

L'expérience clinique a démontré que le colchique se trouvait plus particulièrement indiqué au moment du passage de l'hiver au printemps ou de l'automne à l'hiver, et pendant l'influence d'*un temps froid et humide*.

Arsenicum album. — L'*arsenic*, dont l'homœopathe connaît l'action puissante sur le *cœur* et dont il a pu apprécier les merveilleux effets thérapeutiques dans les affections de cet organe, sera surtout indiqué dans le rhumatisme pour les cas de *péricardite* ou d'*endocardite* très-intenses, avec symptômes de *suffocation nocturne;* les *battements de cœur* qu'il produit sont *énormes la nuit*, l'oppression et l'anxiété sont extrêmes; le pouls est petit et à peine sensible.

Toutefois nous trouvons dans la pathogénésie de l'arsenic les symptômes suivants, que présentent certaines fièvres rhumatismales :

Tiraillements et déchirements *brûlants* dans les membres, qui ne permettent pas de se coucher dessus, mais qui diminuent quand on remue ou échauffe la partie malade. La nuit, chaleur sèche, brûlante, anxieuse, avec ardeur de poitrine, soif inextinguible et exaspération des douleurs. L'apparition de la *sueur calme* tous les accidents.

Spigelia. — La *spigélie*, dont l'expérimentation physiologique nous révèle les effets rhumatoïques par la production de douleurs lancinantes, déchirantes ou de luxation dans les diverses articulations, surtout du côté gauche du corps, avec contraction des muscles environnants, la spigélie, médicament complétement inconnu des allopathes, est pourtant, avec l'arsenic, la substance qui jouit de l'action la plus remarquable sur l'*organe central de la circulation.*

Élancements à la région du cœur ; douleur pressive et sécante depuis le cœur jusqu'à la tête et au bras ; — battements de cœur tumultueux, *confondus ensemble*, avec mouvement *ondulatoire, bruissement cataire*, pulsations des carotides.— Gêne extrême de la respiration à chaque changement de position, spasme de poitrine, etc. En voilà plus qu'il n'en faut pour justifier l'emploi de la spigélie dans le rhumatisme aigu compliqué d'*endocardite* et de *péricardite.*

D. Tartarus emeticus.— Le *tartre stibié* a été employé avec quelque succès par certains praticiens de l'ancienne école ; un certain nombre d'observations tirées de la clinique homœopathique confirment l'action favorable de ce médicament dans les cas où le rhumatisme aigu se trouve compliqué de l'*affection gastro-hépatique* propre à cette substance. — Les tressaillements convulsifs, les crampes, la sensation de pesanteur, les craquements dans les articulations, viennent se joindre à des douleurs tractives et déchirantes dans les effets physiologiques de l'émétique.— La réunion de ces symptômes généraux et locaux permet ainsi de préciser nettement l'indication de ce médicament dans l'affection rhumatismale aiguë.

Nux vomica. — La *noix vomique* et la *coque du Levant* méritent d'être rapprochées du tartre stibié. Comme lui, elles sont susceptibles de produire des fluxions et des douleurs articulaires qui s'accompagnent de *contractions musculaires*, de *tressaillements*, de *dérangement gastrique*. Mais, d'une part, les symptômes gastriques et bilieux offrent une physionomie bien différente dans ces trois médicaments, et, d'autre part, les symptômes locaux offrent à noter les particularités suivantes :

Les douleurs de *nux* sont tiraillantes, déchirantes, occupent surtout le *rachis*, s'accompagnent d'un sentiment de contusion et d'engourdissement, s'aggravent la nuit, *après minuit*, de manière à ne permettre aucun mouvement dans le lit; en même temps, chaleur générale, roulement de gaz dans l'abdomen, constipation, etc.

Cocculus. — Les douleurs du *cocculus* sont des tiraillements avec roideur douloureuse et craquements augmentés par le moindre mouvement. La fièvre consiste dans des alternatives continuelles de chaleur et de froid.

E. Causticum.—Nous ne signalerons plus que deux médicaments riches en symptômes arthritiques, et dont l'expérience montre la haute importance dans les rhumatismes à marche subaiguë, *tendant à passer à l'état chronique :* ce sont *causticum* (1) et *sulphur*.

Les douleurs de *causticum* sont tiraillantes et déchirantes; presque nulles à la chaleur du lit, elles s'*aggravent le soir, par le mouvement et le moindre abaissement de température*, s'accompagnent d'engourdissement dans les membres non atteints, de roideur dans les muscles.

Sulphur. — Le *soufre* offre une trop grande richesse de symptômes, son action sur les principaux systèmes de l'économie est trop prononcée, pour que l'affection rhumatismale ne soit pas représentée dans sa pathogénésie. Nous y trouvons, en effet, les symptômes suivants, qui indiquent au pra-

(1) Rappelons, pour les lecteurs étrangers à l'homœopathie, que ce précieux médicament, *principe caustique de la chaux vive*, suivant Hahnemann, est le produit qui s'échappe en soumettant à la distillation un magma de chaux vive, de bisulfate de potasse et d'eau. Ce produit incolore a l'odeur de potasse, cause une vive ardeur à la gorge, et ne renferme ni acide sulfurique ni chaux.

ticien l'emploi de ce puissant remède, surtout lorsque la maladie offre une allure chronique :

Douleurs lancinantes, tiraillantes et déchirantes, tant dans les membres que dans les articulations, avec légère enflure, *diminuant*, comme celle du rhus, *par la chaleur et par le mouvement*, s'aggravant dans les conditions opposées; peu de mobilité.

Fièvre consistant dans une alternative de froid et de chaleur, continue et rémittente, avec aggravation le soir, où se montre un frisson de deux heures, suivi d'une grande chaleur, à laquelle succède, vers le matin, une sueur aigrelette.

Telles sont les *principales* substances dans lesquelles l'expérimentation physiologique a révélé la propriété de produire sur l'homme en santé un ensemble d'effets où l'on retrouve l'image des variétés essentielles de l'affection rhumatismale aiguë. On pourrait trouver un concours de symptômes assez semblables à ceux de cette maladie, mais dont la physionomie est moins nette ou dont l'expérience clinique n'a pas suffisamment confirmé l'application thérapeutique dans les médicaments suivants : *thuya occidentalis, lycopodium, lachesis, daphne mezereum, euphorbium, carbo vegetabilis, valeriana, viola odorata, phosphori acidum, phosphorus, ruta graveolens, conium maculatum, silicea, staphysagria, sepia*, etc.

Les détails dans lesquels nous sommes entré à propos des vingt et un médicaments que nous avons passés en revue auront démontré au lecteur que, si les *indications morbides* énumérées plus haut *effrayent* presque le praticien par leur multiplicité, *la richesse des symptômes rhumatoïques* produits par les substances actives expérimentées jusqu'ici dans l'école homœopathique *étonneront* celui qui en fera pour la première fois l'étude. Ces détails lui auront démontré aussi qu'avec la loi du *simile*, et armé de pareils instruments thérapeutiques, le médecin homœopathe devra, dans le plus grand nombre des cas, satisfaire, soit d'une manière directe et prompte, soit indirectement et plus tardivement, aux indications si variées que pourra offrir la fièvre rhumatismale. Mais, nous le répétons, la multiplicité des indications possibles dépasse la richesse des symptômes médicamenteux, et il se présentera nécessairement dans la pratique sur certains nombres de cas dans lesquels l'application *actuelle* de la loi de similitude se trouvera impossible. Seulement, tout le monde comprendra que, la loi une fois trouvée, les bornes qui s'opposent à l'exercice de cette loi seront chaque jour et de plus en plus reculées à mesure que l'expérimentation physiologique étendra le cercle de la matière médicale.

En résumé : 1° la méthode homœopathique appliquée au traitement du rhumatisme articulaire aigu est, dans l'état actuel de la matière médicale, susceptible de répondre à l'ensemble des indications présentées par les *formes les plus ordinaires* de cette maladie ; 2° elle offre des *desiderata* en ce que, dans un certain nombre de cas, les médicaments connus répondent seulement à *une partie des indications*, et que, dans quelques formes, *beaucoup plus rares*, on ne trouve pas de médicament qui réponde à l'ensemble des symptômes les plus importants, c'est-à-dire *aux indications réelles;* 3° l'expérimentation physiologique donne à la méthode les moyens de *combler progressivement les desiderata* que nous avons signalés.

Si tel est l'état de la question, qui ne voit de suite l'*énorme distance* qui sépare la thérapeutique de nos adversaires et la nôtre ?

D'un côté, nous voyons une série de moyens préconisés par les uns, rejetés par les autres, qu'on emploie souvent d'une manière successive et sans aucune raison plausible qui les fasse préférer l'un à l'autre, moyens dont les uns doivent le jour à des idées *préconçues*, à des opinions *personnelles*, dont les autres sont le fruit d'un *aveugle empirisme*, en un mot l'*absence de toute règle*, *le désordre*, un désordre qui attriste, pourquoi ne pas l'avouer, les esprits sages et sérieux de l'école.

De l'autre côté, l'on trouve : 1° une série de médicaments *dont les caractères sont nettement déterminés et dont une loi règle l'usage*, de sorte que l'indication est précise et en même temps comprise de la même manière par *tous* les praticiens dans une circonstance donnée ; 2° des *desiderata* que la loi thérapeutique *prévoit*, reconnaît, mais qu'elle a *les moyens de combler*, et qu'elle comble tous les jours.

Ce rapprochement, en quelques lignes, caractérise la situation respective des deux méthodes.

MODE D'ADMINISTRATION ET DE PRÉPARATION DES MÉDICAMENTS.

La dernière condition d'une bonne thérapeutique est relative à l'*administration* et à la *préparation* des médicaments. Nous avons dit que cette administration et cette préparation doivent être telles, qu'on puisse retirer de leur emploi toute la vertu *médicatrice* dont ils sont doués, sans exposer le malade à en ressentir aucun effet *dangereux* ni même désagréable.

Or voici les règles qui président à l'*administration* des médicaments dans la méthode homœopathique :

1° La substance doit être présentée dans l'état de *pureté* le plus parfait : aussi nous servons-nous de la préparation qui contient ce médicament sous la forme la plus simple et la plus pure, et nous l'administrons ordinairement étendue dans de l'eau bien filtrée.

2° Il ne faut jamais *mélanger* les médicaments ; nous avons fait sentir, en parlant plus haut de la polypharmacie de l'école, les graves et nombreux inconvénients de ces mélanges barbares dont le moindre défaut est de laisser le médecin dans l'ignorance sur le remède qui a agi. Hahnemann interdit ces mélanges d'une manière absolue ; et pouvait-il en être autrement avec la loi du concours des symptômes prise comme base de l'indication du médicament qui devra offrir un concours de phénomènes physiologiques semblables? Tout au plus est-il permis d'employer *alternativement* deux médicaments dans les cas où aucun remède n'offre le *simile* complet de la maladie, tandis que chacun d'eux, répondant à un groupe notable des symptômes, l'ensemble de ces symptômes se trouve couvert par tous les deux réunis.

5° La *dose* du médicament administré doit être telle, que le remède puisse déployer *toute son action curative* contre la maladie, *dans l'espace de temps le plus court*, sans exposer le malade soit à *une aggravation* des symptômes, soit à des effets *désagréables*, et surtout sans *mettre son existence en danger*.

Tout le monde comprend facilement l'importance, la nécessité même de cette règle dans toute thérapeutique ; mais on doit la comprendre mieux encore lorsqu'il s'agit d'une médication qui combat une maladie par des remèdes susceptibles de produire des effets semblables à elle-même, et surtout quand cette maladie est le rhumatisme aigu. Qui ne sait, en effet (qu'on me pardonne cette comparaison un peu vulgaire en faveur de son exactitude), que si un arbre penche d'un côté, la force à employer pour le faire tomber de ce côté devra être infiniment moindre que celle qui sera nécessaire pour déterminer sa chute dans le sens opposé? De la même manière, si un organe souffre d'une certaine façon, il devient beaucoup plus apte à ressentir l'effet d'un médicament susceptible d'engendrer une souffrance semblable à celle qu'il éprouve, tandis qu'il résistera souvent à des doses répétées et considérables d'un médicament qui agit dans le sens opposé à celui où son mal l'a placé.

Est-il besoin d'ajouter que, plus l'organe affecté sera important, plus il faudra craindre d'agir sur lui avec une dose forte d'un médicament qui ait la propriété de l'affecter dans le même sens? Or n'est-ce pas le cas du rhumatisme aigu? Nous avons vu que cette maladie a une tendance fatale à voyager d'un organe à un autre, à abandonner son lieu d'élection, les enveloppes articulaires, pour occuper tout à coup les enveloppes des viscères les plus importants. D'un autre côté, d'après la loi homœopathique, les médicaments à administrer dans cette maladie doivent avoir et ont tous, nous l'avons montré, la propriété de congestionner à un degré plus ou moins marqué les enveloppes viscérales aussi bien que les enveloppes des articulations. Est-il donc difficile de penser qu'en prescrivant l'usage de ces remèdes à une certaine dose, qui pourrait n'être que modérée si on l'administre dans le sens des contraires, on pourra déterminer, dans certains cas, une notable aggravation seulement de la maladie articulaire, et dans d'autres, ce qui serait beaucoup plus grave, le transport de la maladie sur les enveloppes viscérales? C'est là ce qui explique les graves accidents méningitiques, souvent mortels, que nous avons vus résulter de l'emploi de l'opium et du sulfate de quinine à haute dose, quoique nos adversaires puissent, avec une apparence de raison, se défendre en disant qu'ils ont, dans d'autres maladies, employé ces médicaments à la même dose sans résultats fâcheux.

Les règles de la *préparation* des médicaments homœopathiques sont corrélatives à celles qui régissent leur administration.

1° Chaque préparation officinale ou magistrale ne doit contenir qu'*une seule* substance.

2° La préparation officinale mère, je veux parler de celle qui renferme la substance en nature, se fait par le procédé le plus simple et qui permet le mieux d'obtenir toute la vertu médicamenteuse de cette substance. Les plantes doivent être fraîches et récoltées pendant la floraison ; on en exprime le suc et on le mêle avec parties égales d'alcool ; on décante après vingt-quatre heures, et l'on a ainsi la *teinture mère*. Les plantes exotiques ne doivent avoir subi aucune préparation étrangère avant d'arriver au pharmacien homœopathe, qui seul fera la teinture ou la poudre pour l'usage médical. Les substances minérales et animales doivent avoir été dépouillées de tout ce qui pourrait altérer leur pureté.

3° Cette préparation de la substance mère elle-même serait loin de pouvoir permettre au disciple de Hahnemann de guérir avec certitude et sans danger dans un grand nombre de cas. En effet, parmi les substances susceptibles d'être employées comme médicaments, il en est quelques-unes dont les effets sont si redoutables, même à très-petite dose, qu'il n'est pas possible de les prescrire en nature sans un véritable danger; il en est un bien plus grand nombre dont l'administration en ature s'accompagne d'accidents plus ou moins sérieux ou désagréables, et cela surtout, même en quantité très-faible, lorsqu'on s'en sert dans les cas déterminés par la loi des semblables. En regard de ces remèdes auxquels on peut adresser le reproche général de présenter, pris en substance, une trop grande énergie pour la thérapeutique aussi douce que sûre du disciple de Hahnemann, il en est d'autres, comme le *sel marin*, le *charbon*, la *silice*, le *calcaire*, la *seiche*, etc., qui peuvent être considérés comme inertes ou dépourvus d'action sur l'organisme.

Or l'expérience a démontré à Hahnemann, et cette découverte mérite d'être mise à côté de celle de la loi des semblables pour sa haute importance thérapeutique, qu'en cherchant à atténuer, par des mélanges successifs avec une quantité de plus en plus considérable de substance inerte (alcool et eau pour les liquides et sels solubles, sucre de lait pour les substances insolubles), les médicaments doués d'une action trop énergique, ces médicaments perdaient leur excès d'activité comme il le désirait, mais qu'en même temps ils devenaient susceptibles de manifester certains effets physiologiques et curatifs qu'on chercherait en vain dans ces substances en nature. Il attribua naturellement la production de ces effets nouveaux au changement produit dans la substance et par la séparation des molécules et par le développement d'une force particulière, d'un certain dynamisme médicamenteux à l'action duquel s'opposait la force de cohésion avant la dilution préparatoire. Dès lors, faisant, par analogie, application du même procédé, de la *trituration*, aux substances inertes de leur nature, il reconnut avec admiration que cette inertie disparaissait à mesure que l'atténuation devenait plus grande, c'est-à-dire que la division moléculaire s'opérait davantage et que la force de cohésion, cédant à la trituration, permettait à la puissance médicamenteuse de mieux manifester ses effets. C'est ainsi que le soufre, l'alumine, le calcaire, la silice et tant d'autres substances de la nature dédaignées par les médecins, sont devenues, dans les mains de notre grand maître, des médicaments comparables et, sous certains rapports, supérieurs, surtout pour la profondeur et la durée de leurs effets thérapeutiques, aux remèdes qui manifestent, pris en nature, les effets primitifs les plus violents.

Donc c'est une règle qui ne souffre que peu d'exceptions en médecine homœopathique, de n'administrer que des substances qui aient été soumises à une atténuation régulière.

Nous sommes entré dans ces détails parce que notre travail n'est pas une simple exposition du traitement homœopathique de l'arthritis aiguë ; il a pour but principal d'opposer les procédés des deux écoles en thérapeutique à l'occasion du traitement du rhumatisme aigu.

Mais ce serait sortir de notre sujet que d'entrer dans les détails des procédés d'atténuation ou de dynamisation des médicaments ; ils sont parfaitement exposés dans les pharmacopées homœopathiques, où l'on trouve en même temps les divisions infinitésimales auxquelles correspondent les diverses triturations et dilutions dont l'échelle ordinaire s'étend de un à trente et peut être portée plus loin.

L'emploi de telle ou telle dilution à préférer dans telle ou telle maladie n'a pu être encore déterminé d'une manière scientifique. A cet égard, la pratique des homœopathes est loin d'offrir l'uniformité qui serait désirable; quelques-uns emploient toujours les dilutions basses dans l'échelle, d'autres les moyennes, un plus grand nombre peut-être les plus élevées et surtout la trentième. Il en est qui pensent, avec quelque raison sans doute, que la dilution doit varier suivant la nature de la maladie à traiter et suivant le médicament dont on se sert. Ainsi le plus généralement les substances très-actives de leur nature, comme l'arsenic, la noix vomique, sont employées à des dilutions assez élevées, aussi bien que les substances qui sont inertes à l'état natif; les mêmes dilutions élevées sont usitées dans les maladies chroniques, et les plus basses sont préférées dans les affections aiguës : ce sont donc celles-ci qui sont généralement recommandées dans le traitement du rhumatisme articulaire aigu. Lorsque le choix de la dilution à administrer dans un cas de cette maladie a été fait, on en administre généralement une goutte ou quelques granules qui en ont été préalablement imbibés dans cent vingt grammes ou cent cinquante grammes d'eau ; cette potion est donnée aux malades par cuillerées à bouche toutes les deux, trois ou quatre heures.

Maintenant que nous avons fait connaître les règles qui président à la préparation et à l'administration des médicaments homœopathiques, nous pensons être en droit de faire observer qu'il n'est pas possible de réaliser d'une manière plus parfaite les conditions que la raison et l'expérience imposent à cette œuvre du pharmacien et du médecin, celle de pouvoir donner au malade le médicament de manière à ce qu'il en ressente le plus complétement et le plus promptement possible l'action bienfaisante, curative, médicatrice, sans en éprouver aucune espèce d'effet fâcheux.

Que si, malgré les explications à l'aide desquelles nous avons essayé de faire comprendre la nécessité des petites doses, des esprits forts et tranchants nous répondent par l'insulte et le sarcasme qui leur sont habituels à propos de cette question, nous ne croyons pas de notre dignité de répondre sérieusement à des quolibets; s'ils se drapent gravement dans cette objection, que croire à l'action des infinitésimaux est contraire au bon sens, je leur répondrai avec le professeur D'Amador : « Quand des *faits bien observés* parlent chaque jour, le bon sens ne doit pas s'insurger contre eux. Le bon sens et l'expérience ne peuvent être contradictoires ; donc, si le bon sens refuse de croire à l'action des agents imperceptibles, le bon sens a besoin d'être refait, et il le sera par l'expérience. La science, qui n'est que l'expérience réfléchie, a refait ainsi le bon sens à plusieurs reprises. Le bon sens a cru pendant des siècles à la fixité de la terre, et la science astronomique a corrigé le bon sens en le mettant d'accord avec elle. »

D'ailleurs je renverrai ces raisonneurs opiniâtres aux ouvrages où la question est traitée au long, et où des considérations intéressantes sur les forces et sur la matière permettent de pénétrer le mystère et l'action des doses infinitésimales (1).

(1) Hahnemann, *Organon*, § CCLXXVIII et suiv.—Docteur comte de Bonne-

J'ai moi-même, dans un petit travail, essayé de rendre la question aussi claire que possible (1).

Il y a longtemps que Celse a écrit cette phrase remarquable : « Les médicaments agissent *par leur substance, par une certaine vertu qui est en eux*.

IV. — RESUMÉ ET CONCLUSION.

L'œuvre que nous nous étions proposée est arrivée à sa fin.

En examinant les médications mises en usage dans le traitement d'une des maladies les plus communes et les plus douloureuses du cadre nosologique, notre but était, et nous croyons l'avoir atteint, de démontrer les propositions suivantes :

1° La thérapeutique de l'ancienne école manque de principe et de base, elle n'offre rien de positif dans ses résultats, elle ne conduit qu'au doute et à l'incertitude. Cette première conclusion trouve sa confirmation dans ces remarquables paroles du professeur Fodéra, membre de l'Académie de médecine :

« On est surpris de tant de différences dans la manière d'envisager les maladies, de tant de traitements divers. Les uns, plus hardis (on pourrait dire hardis *jusqu'à la témérité*), administrent des doses *trop fortes* de médicaments *héroïques ;* les autres, plus timides, *n'osant agir*, attendent avec plus de patience les jours *critiques ;* d'autres *s'amusent* à faire la médecine *polypharmaceutique ;* l'un ordonne toujours des purgatifs, l'autre l'émétique ; un troisième *fait toujours saigner*, le quatrième fait jouer au *calomélas le rôle d'une panacée universelle*.

« Il suffit d'entrer dans un hôpital et de parcourir des salles séparées par de fragiles cloisons, pour voir combien les médecins qui y font leurs visites *se ressemblent peu* dans leur manière d'envisager les maladies et de les traiter. Tout ce qu'on

val, l'*Homœopathie dans les faits*, p. 117 et suiv — Griesselich, *Manuel critique*, etc.

(1) *Pourquoi je fais de l'homœopathie*, p. 50.

appelle *pratique* est dans le fonds un *mélange bizarre des restes surannés* de tous les systèmes, de routines transmises par nos pères.

« Tous les vingt ans au plus, la *même école change de système;* parfois il y a deux ou trois systèmes dans la même école; bref, *parmi les médecins sortis de la même école, il n'y en a pas quatre qui puissent s'entendre au lit du malade.* Tels sont les faits : l'histoire de la médecine et les malades sont là pour en témoigner. Or, si la science sert à nous diriger dans la pratique, *qu'est-ce qu'une science* qui pousse chacun de ses adeptes dans des routes *diverses et souvent opposées?* Heureusement pour l'amour propre des uns et la sécurité des autres, que chaque médecin croit tenir la bonne doctrine et que chaque malade croit avoir un bon médecin. Tout est pour le mieux dans ce meilleur des mondes.

« Si quelqu'un avait commencé seulement depuis soixante ans un ouvrage de médecine, et qu'il l'eût continué jusqu'à ce jour en adoptant chacun des systèmes qui ont régné, de combien de couleurs ne serait-il pas composé! Combien de remèdes tour à tour *sauveurs et assassins!* »

2° Les médications actives de l'école dite légitime exposent souvent à de graves dangers, puisqu'elles ont pu déterminer des accidents mortels; aussi est-il permis de dire avec M le professeur Magendie que « c'est dans les hôpitaux où la médecine est le plus active, que la mortalité est le plus considérable. » Cela se comprend : « Moins on donne de poison, dit M. de Bonneval, moins on empoisonne; moins on frappe, et moins on blesse. »

5° L'incertitude et les dangers de ces médications trouvent leur explication dans ce fait, que la thérapeutique allopathique ne remplit aucune des conditions reconnues par la raison nécessaire à l'exercice de tout art en ce monde; elle n'étudie qu'imparfaitement l'état de son malade; elle ignore d'une manière à peu près absolue les propriétés de ses instruments de traitement; elle ne possède pas de loi d'indication, car elle n'est guidée que par des hypothèses ou par l'empirisme; elle en oublie le plus souvent les principes élémentaires qui dovent présider à la préparation et à l'administration des médicaments ; enfin, elle les prescrit trop souvent à des doses susceptibles d'occasionner les accidents que nous avons signalés.

C'est à propos de la matière médicale que Stahl n'avait pas craint de s'écrier : « Est-ce qu'une main hardie ne nettoyera pas cette étable d'Augias? » A l'évocation de Stahl a répondu hardiment le génie de Hahnemann.

4° L'homœopathie réalise toutes les conditions dont nous venons de constater l'absence dans la thérapeutique de l'école ; d'une part, elle fait de son malade l'examen le plus minutieux, et elle possède dans sa matière médicale la connaissance des effets purs d'un grand nombre de médicaments sur l'organisme humain ; d'autre part, elle procède, dans l'application des médicaments à une maladie donnée d'après une grande loi d'indication, découverte par l'expérience, *la loi des semblables ;* enfin, elle suit dans la préparation et l'administration des remèdes les principes dictés par cette même expérience et par la raison pour obtenir de leur usage toute leur vertu curative sans exposer à aucun accident la santé et la vie des malades.

L'étude que nous avons faite nous permet aussi d'appeler l'attention sur les considérations qui suivent et qui sont de nature à réformer chez certaines personnes, médecins ou non, des opinions mal fondées.

A. La doctrine homœopathique n'exclut aucune des connaissances auxquelles toutes les Facultés et les Académies convient l'étudiant en médecine et le praticien. Loin de là, elle ne veut ni ne peut se passer d'aucune d'elles : anatomie, physiologie, anatomie pathologique, nosographie et pathologie, hygiène, etc., elle appelle toutes ces sciences à son aide, elle n'obtiendrait pas de résultats solides et vrais sans leur concours.

B. Elle exige donc beaucoup d'étude et en même temps infiniment de tact, de patience, d'attention, de sagacité ; elle demande autant de cœur que d'intelligence. Aussi Hahnemann a-t-il pu dire avec infiniment de raison dans un discours aux homœopathes de la Société de Paris :

« L'homœopathie est un art bien difficile, hérissé de peines et de fatigues, qui exige un dévouement sans bornes au bien de ses semblables, pour avoir le courage de l'entreprendre et celui de l'exercer avec la conscience et la maturité qu'elle exige. »

Ceci bien établi, qui osera nous opposer les prétendues expériences de M. le professeur Andral? Est-ce faire de l'homœopathie que de détacher de la pathogénésie d'un médicament un ou deux symptômes pour l'employer dans la première maladie qui offrira ces symptômes? Est-ce suivre les lois si claires dictées par Hahnemann que d'administrer *aconit* dans un cas de *gastrite aiguë* et dans un cas de *fièvre intermittente*, parce que la fièvre paraissait être chez les deux malades le symptôme *prédominant?* L'indication homœopathique ne réside pas dans un ou deux symptômes prédominants, mais dans l'*ensemble* des symptômes. Nous l'avons déjà dit, c'est la règle la plus élémentaire et en même temps fondamentale de notre méthode. Quand on se charge de la haute et bien grave mission d'éclairer l'esprit d'une génération sur la valeur d'une doctrine dont la propagation intéresse l'humanité, il faut au moins la connaître et ne pas se borner à un examen superficiel, sous peine d'arriver à des conclusions radicalement fausses. Plus élevée est la position, plus elle oblige celui qui l'occupe. Je n'en dirai pas davantage sur ces prétendues expériences qui ont été, dans d'autres ouvrages, l'objet de réfutations solides et développées (1).

C. Tandis que les disciples de l'école allopathique nous offrent l'exemple des divisions les plus déplorables, la doctrine de Hahnemann réunit tous ses adeptes dans l'unité; elle leur permet de s'entendre non-seulement au lit du malade, mais en quelque sorte d'un bout à l'autre du monde. Peut-il en être autrement, dirigés qu'ils sont par la même loi, possédant et maniant, d'après les mêmes règles, les mêmes instruments?

D. On sait que, professant à l'égard de leurs moyens thérapeutiques la plus grande incrédulité, la plupart des praticiens

(1) *Archives de la Médecine homœopathique*, t. I, p. 76 (1834).

ne cachent pas leurs déceptions et n'aspirent souvent qu'à se retirer d'une carrière où ils ne goûtent aucune satisfaction; au contraire, il faut entendre les médecins convertis à la nouvelle doctrine, jeunes ou vieux, combien ils s'estiment heureux d'avoir enfin rencontré dans le génie de Hahnemann la lumière qu'ils cherchaient et dans sa méthode la boussole qui doit diriger le triste pèlerinage qu'ils ont mission d'accomplir à travers les souffrances innombrables de l'humanité. Quant à nous, nous le déclarons d'abondance de cœur, avec la voix de la charité que nous inspirent toutes ces souffrances que nous sommes appelé à soulager : oui, nous ne sommes heureux, oui, notre conscience n'est tranquille et satisfaite, oui, l'art médical n'a acquis pour nous un véritable charme que depuis le jour où, éclairé par les faits et guidé par un confrère dévoué, nous sommes entré dans les voies de l'homœopathie. La plupart des médecins que nous connaissons, quelques-uns nos parents, d'autres nos amis, nous ont blâmé ou ont daigné nous plaindre; à notre tour nous les plaignons plutôt que nous ne les blâmons, et nous prions la Providence de faire briller à leurs yeux la lumière dont elle a daigné nous éclairer.

E. Comment donc, s'écrieront les esprits impartiaux et non prévenus, une pareille méthode est-elle repoussée, et surtout repoussée sans examen? C'est que, comme toute vérité nouvelle, l'homœopathie doit traverser une période d'épreuve : ne faut-il pas qu'elle lutte contre les préjugés, contre la routine, contre les positions assises et les intérêts menacés? Lisez l'histoire de toutes les découvertes dans toutes les sciences : elles ont été constamment traitées de chimères par les corps savants à l'examen desquels elles ont été soumises. Est-il besoin de citer la vaccine et Jenner, Harvey et la circulation du sang, Copernic et Galilée, Papin, Fulton et la vapeur, et tant d'autres? « Une sainte indignation, dit M. de Bonneval, les saisit (les corps savants) contre les téméraires qui osent leur enseigner des choses qu'ils ne savaient pas (1). » Et, comme je l'ai dit ailleurs : « C'est presque toujours mal-

(1) *L'homœopathie dans les faits*, p. 6.

gré leurs efforts que les idées neuves grandissent, et elles sont déjà presque populaires quand ils finissent par accorder leur sanction (1). »

Mais patience! le temps de la réparation ne tardera pas à arriver; que dis-je? il a déjà commencé. La ville de Leipzig avait chassé Hahnemann pendant sa vie : ne vient-elle pas de lui élever une statue après sa mort? Dans la plupart des États de l'Europe, l'homœopathie est ouvertement protégée par la législation et par les pouvoirs administratifs (2). Dans plusieurs capitales son enseignement est organisé, et elle s'y trouve en possession de dispensaires et d'hôpitaux où l'on peut suivre son application clinique. En Amérique, à Rio-Janeiro et à New-York en particulier, la *moitié* de la génération médicale a embrassé la doctrine de Hahnemann. Quelle doctrine dans le monde a fait ces pas de géant? C'est en France peut-être que la domination exclusive des pouvoirs officiels, dits académiques et universitaires, a mis les entraves les plus grandes à sa propagation; dans ce noble pays du progrès, la doctrine de Hahnemann a été, en quelque sorte, purement tolérée, et elle n'a pu faire, surtout parmi les médecins, de propagande bien active. Toutefois elle y a grandi dans l'ombre : d'une part, elle s'est insinuée dans l'intérieur de tous les ménages, chez les pauvres comme chez les riches, par la hardiesse et le merveilleux des cures qu'elle a opérées; elle a ainsi décimé la nombreuse clientèle des princes de la science; elle a pénétré au lit de douleur de l'homme d'État, des savants et des artistes les plus illustres, elle a reconquis dans les cercles les plus éclairés, auprès des esprits les plus éminents, la considération et le respect qui abandonnaient chaque jour un peu, il faut bien l'avouer, la profession de médecin; enfin l'étoile de l'honneur a été attachée sur la poitrine de quelques-uns de ses représentants les plus distingués. D'autre part, l'homœopathie a étendu ses conquêtes jusque dans le monde médical officiel : elle a enlevé aux sociétés de médecine

(1) *Pourquoi je fais de l'homœopathie*, p. 30.

(2) *L'homœopathie dans les faits*, p. 28.

plusieurs de leurs membres, pénétré dans les Facultés de Paris et de Montpellier, où une mort prématurée lui a enlevé dans Broussais et D'Amador d'ardents propagateurs ; elle exerce une influence que l'on voudrait en vain cacher sur la pratique d'un brillant professeur dont nous nous proposons de divulguer les larcins ; elle a, dans la personne de Jourdan, envahi l'Académie ; enfin, intronisée par le courage du docteur Tessier dans un grand service des hôpitaux de Paris, elle y règne encouragée et soutenue, *comme utile à l'humanité*, par la sagesse d'une administration qui a su, en présence des faits, résister à des criailleries intéressées.

Aussi qu'arrive-t-il depuis quelques années? C'est que cette homœopathie si méprisée, si dédaignée dans l'école, cette ridicule méthode qui se mourait, disait-on, attire chaque jour davantage l'attention inquiète des chefs de cette école ; c'est avec une sorte de terreur qu'ils la voient grandir ; que dis-je? le vertige les a déjà saisis, et, comme les pouvoirs qui s'en vont, oubliant que la persécution féconde et multiplie la semence que l'on voudrait étouffer, ils usent de tous les moyens qu'ils croient capables d'arrêter l'invasion de la foi nouvelle, ils provoquent la destitution de confrères dont la position n'est pas indépendante et qui ont osé se commettre avec la doctrine de Hahnemann, décrètent l'interdit contre le journaliste qui ose hasarder une observation, sinon favorable, au moins impartiale, ils se coalisent contre les jeunes talents qui entrent dans la lice du concours, *s'ils les soupçonnent d'être suspects* d'attachement, je ne dis pas pour l'homœopathie, mais pour un homœopathe ; ils poussent de temps à autres de grands cris comme le suivant, imprudemment échappé à M. Amédée Latour :

« Mes chers confrères, l'homœopathie *gagne du terrain ; le flot monte, monte à vue d'œil.* La voilà, dit-on, avec la jeune et belle impératrice, entrée dans le palais de César. De temps en temps, nos sociétés médicales voient s'éloigner de leur giron des membres jusque-là fidèles. Le mois dernier encore une de ces sociétés a été affligée par une lettre de démission, basée sur une *désertion vers l'homœopathie*, et adressée par un confrère qui avait *donné des gages à la science sérieuse.* Où allons-nous? où allons-nous (1)? »

Et encore, à cette époque, il y a un an et demi, la guérison de certain personnage bien connu n'avait pas été opérée, le retentissement de cette guérison ne s'était pas fait sentir jusque dans les hautes régions du pouvoir, la question de l'enseignement homœopathique n'avait pas été posée officiellement, la méthode de Hahnemann n'avait pas été vue aux prises avec le choléra de 1854.

N'avions-nous pas raison de dire que l'heure de la réparation a sonné pour l'homœopathie en France?

(1) *Union médicale*, 5 février 1853.

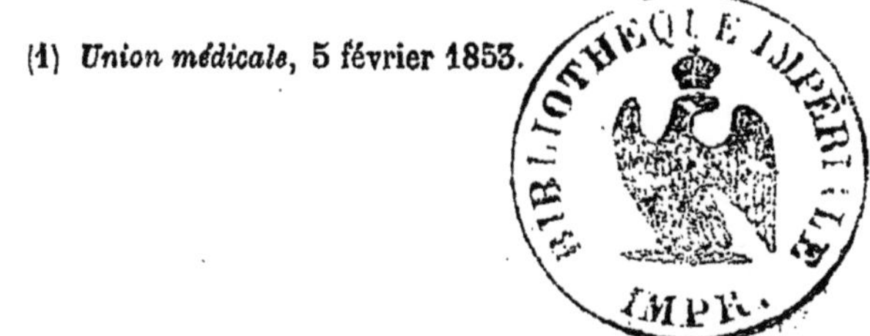

TABLE

PARIS. — IMPRIMERIE SIMON RAÇON ET Cie, RUE D'ERFURTH, 1.